意図したためである．結果として，栄養士養成課程と管理栄養士養成課程の両方で利用しえるとともに科目名にこだわらず，多様な領域での使用に耐えうるものが完成できたと一同自負している．

　是非とも多くの方々にご利用いただき，ご批判を受けながらさらに改善し，日本の栄養士・管理栄養士養成課程教育の充実に寄与し，優秀な栄養士・管理栄養士養成に貢献したいと，執筆者一同願っている．

　2009年3月

編者　木元　幸一
鈴木　和春

もくじ

第1章　基礎栄養学実験の基礎　　　　　　　　　　　　　　　　（木元・林）

- 1．実験を始める前に …………………………………………………………… *1*
  - 1　実験を始めるにあたっての心構えと安全についての注意 ………… *1*
- 2．器具・装置 …………………………………………………………………… *4*
- 3．試　　薬 ……………………………………………………………………… *7*
  - 1　溶 液 濃 度 ……………………………………………………………… *7*
  - 2　試薬の調製 ……………………………………………………………… *7*
  - 3　よく使う試薬の調製 …………………………………………………… *8*
  - 4　単　　位 ………………………………………………………………… *8*
- 4．容 量 分 析 …………………………………………………………………… *9*
  - 1　中 和 滴 定 ……………………………………………………………… *9*
  - 2　酸化還元滴定 …………………………………………………………… *11*
  - 3　キレート滴定 …………………………………………………………… *12*
  - 4　沈 殿 滴 定 ……………………………………………………………… *13*
- 5．pH の測定 …………………………………………………………………… *14*
  - 1　pH 試験紙による pH 測定法 ………………………………………… *14*
  - 2　pH メーターによる pH 測定法 ……………………………………… *14*
  - 3　緩 衝 液 ………………………………………………………………… *15*
- 6．数 値 処 理 …………………………………………………………………… *16*
  - 1　有 効 数 字 ……………………………………………………………… *16*
  - 2　平均値と標準偏差 ……………………………………………………… *16*
  - 3　有意差検定 ……………………………………………………………… *17*
  - 4　検 量 線 ………………………………………………………………… *17*

第2章　5大栄養素に関する実験

- 1．糖 ……………………………………………………………………………… *18*
  - 1　糖質の定性 ………………………………………………（木村）…… *18*
  - 2　糖質の定性反応の原理 …………………………………（木村）…… *21*
  - 3　でん粉のヨウ素反応 ……………………………………（木村）…… *23*
  - 4　グリコーゲンの調整 ……………………………………（中島）…… *26*
  - 5　唾液アミラーゼによるでん粉の分解 …………………（中島）…… *28*
- 2．たんぱく質 …………………………………………………………………… *32*
  - 1　等電点沈殿を利用した牛乳からのカゼインの分解 …（海野）…… *32*
  - 2　比色法によるたんぱく質濃度の定量 …………………（山本）…… *34*
  - 3　セルロースアセテート（CA）膜電気泳動 …………（山本）…… *39*
  - 4　プロテアーゼによる卵白たんぱく質の消化 …………（海野）…… *46*
  - 5　アミノ酸の薄層クロマトグラフィー …………………（海野）…… *48*

3．脂　　質 ··· 50
　　1　脂質の定性 ···（池田）······· 50
　　2　TLCによる脂質の同定 ·································（池田）······· 54
　　3　過酸化脂質の測定（TBA法） ·······················（竹原）······· 58
　　4　膵液リパーゼによる中性脂肪の分解 ··············（竹原）······· 60
　　5　動物組織から総脂質の抽出 ··························（竹原）······· 62

4．ビ タ ミ ン ··（阿左美・前田）······ 64
　　1　ビタミンB_1ならびにB_2の定性 ·· 64
　　2　ビタミンA，DおよびEの定性 ··· 66
　　3　ビタミンB_1（チアミン）の定量 ··· 68
　　4　ビタミンC（アスコルビン酸）の定量 ······································· 72

5．ミ ネ ラ ル ··（鈴木）······ 76
　　1　ミネラルの定量 ··· 76

第3章　酵 素 実 験　　　　　　　　　　　　　　　　　（阿部・小野瀬）

1．pHの影響 ·· 80
　　1　Ａ　Ｌ　Ｐ ··· 82
　　2　Ｌ　Ｄ　Ｈ ··· 83
2．温度の影響 ··· 84
　　1　Ａ　Ｌ　Ｐ ··· 85
　　2　Ｌ　Ｄ　Ｈ ··· 85
3．基質濃度の影響 ··· 86
　　1　検量線作成 ·· 87
　　2　反 応 時 間 ·· 88
　　3　基 質 濃 度 ·· 88
4．阻害剤の影響 ·· 89
　　1　検量線作成 ·· 90
　　2　阻害剤の影響 ··· 91
5．基質特異性の異なる酵素によるリン脂質の分解と確認 ···································· 92
6．酵母による糖質の代謝・アルコール発酵 ··· 94
　　1　操　作　1 ··· 94
　　2　操　作　2 ··· 96

第4章　動 物 実 験　　　　　　　　　　　　　　　　　　（梶原・堀田）

1．動物実験について ··· 98
　　1　ラットについて ··· 98
　　2　実 験 飼 料 ·· 98

		3	飼育管理	99
		4	解剖前の処理	99
2.	ラットの飼育と解剖			100
		1	麻　　酔	100
		2	解　　剖	100
		3	所見の作成	102
3.	血清中のトリグリセリドの定量			103
4.	血糖値の定量			106
5.	たんぱく質の定量（ローリー法）			108
6.	ラット肝臓総脂質の定量（Folch法）			110
7.	グルコース-6-ホスファターゼ活性の測定			112
8.	肝グリコーゲンの定量			116

第5章　主要な機器の原理と説明　　　　　　　　　　　（木元・林）

1.	吸光分析		118
	1	分光光度計	118
	2	マイクロプレートリーダー	119
2.	原子吸光分析		120
	1	原子吸光分光光度計	120
3.	ELISA法		122
	1	抗体の作成	122
	2	標識抗原あるいは標識抗体の作成	123
	3	ELISA測定法	124
4.	アミノ酸分析		124
5.	デンシトメーター		125
6.	動物実験用機器		126
	1	ラット回転式運動量測定装置	126
	2	トレッドミル	126
	3	代謝計測システム	126
	4	ラット代謝ケージ	127
	5	臨床化学自動分析装置（簡易検査システム）	129
7.	熱量測定の原理	（小玉）	128
	1	食品の物理的燃焼値の測定	129

さくいん　134

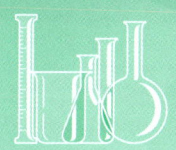

第1章　基礎栄養学実験の基礎

1．実験を始める前に

１ 実験を始めるにあたっての心構えと安全についての注意

1. 普通の講義室とは異なり，実験室とはどういうものかを知る。
2. 換気のための換気扇の場所を確認し空気の流れを知っておく。消火器，砂袋，救急用具等の場所も確認する。流しがどことどこにあり，それぞれの流しをどういう目的で使うか，流しに備えられているものの理由とその使用方法を知る。カバン・バッグ・傘等も，人の通る側・場所に置いてはいけない。決められた場所以外に，自分の感覚で置いてはいけない。実験室設置の備品・実験装置の上に無頓着に置くなどはもっての外である。
3. 実験台の上はノートとテキスト，筆記用具だけにする。すぐに実験関連器具で一杯になる。
4. 実験者は実験衣（白衣）を着用し，靴は底の低い上履きに履き替え，安全のため，また実験に支障をきたさないように長い髪は束ねる。マニキュア等手の化粧は実験試薬で溶け出すこともあるので使用しない。
5. 器具・装置の取り扱いは説明どおり正確に行う。誤った取り扱いは，事故の原因となり，危険を招くとともに，データーの誤差となって表れる。
6. 身勝手な行動は慎む。その日の実験の全体を把握し，全員で段取りを確認した後，始める。
　　実験観察は皆で行い，お互いの感想を述べ合う。
7. 実験操作は，実験台の中央で行い，実験台に向かって常に正面に立って作業する。横向きや斜めに構えると危険であり，失敗や器具・装置の損傷を招く。
8. 正しく定められた方法で実験を行うことは，危険を避けることにもなる。手順に従って，さらに精神を集中して挑む。一つひとつ考えながら慎重に正確に操作するが，慎重になり過ぎたり，怖がったり怯えたりしないこと。当然，実験中の私語や，不要な行動は禁止である。

（1）服装および安全について

1. 実験衣（白衣）および滑りにくい安定な靴を着用する。白衣の袖口は器具や試薬びんに引っ掛からないようにしばっておく。危険な薬品等を取り扱う場合には保護眼鏡・手袋・保護マスク等を着用する。
2. 頭髪は試薬・器具・装置などに触れないように，長い場合は束ねておく。また，頭髪は引火しやすいので，バーナーなどで火を使用している場合は，特に注意する。
3. 実験台の上や周辺は，常に整理整頓を心掛け，実験に必要なもの以外は置かない。
4. 火傷をした場合は，すぐに流水で十分に冷やす。
5. ガラスで切った場合は，流水で洗った後，止血する。
6. アルカリや酸が付着した場合は，すぐに大量の流水で洗い流す。
7. 薬品が口に入った場合は，すぐに吐き出し，大量の流水で口を洗う。
8. 実験終了後，使用器具を所定の方法できれいに洗浄するが，この際必ずブラシやスポンジを用い，食器のように素手で洗ってはいけない。器具類を返却し，実験台を拭き，ガス，水道の確認を行う。

（2）実験の記録

　実験用のノートを用意する。まず，日付と時間を書き，説明からノートをとり，その日の実験の目的と全体を把握し，実験を進める場合のポイントとなりそうなところを書き留める。

　実験中は，スタートから時間をこまめに記録する。試薬の調製から時間経過とともに観察記録を個々に記録し，後で意見を交換する。時間経過が実験において重要な因子となる。計算もメモ用紙に書き殴らないで，きちんと実験ノート上に書き残しておく。この次の実験に役立つことは勿論，失敗箇所のいち早い発見にもつながる。

　何故そのように変化したかを常に考え，科学的な裏づけを求め，納得できるようにする。誤りがあればその原因が明らかになる。実験の授業は，ペーパーテストではないので，正確な理に適った操作，観察すること，考えること，理論的な考察がその神髄である。他人の記録を丸写ししてはいけない。後で読み返して理解できるように書く。

（3）実験のレポート

　レポートは，1．目的（題目），2．方法，3．結果，4．考察，5．参考文献から構成されるのが一般的である。その他，日づけ，共同実験者名，班名，場所等を書くこともできる。

- **1．目的（題目）**：意外と書かれていないレポートや間違ったりしているものがある。今日の実験が何を目的としているのか不明なまま実験を進め，テキストをなぞってレポートを書くことがないようにする。

- **2．方　法**：①試料・試薬，②実験器具・装置，③実験操作，④反応・原理を書くことができるが，実験書の丸写しにならないようにする。特に実験操作は，実際に行ったことを忠実に記述するので過去形とする。実際に行ってみて知り得たことを書くようにすることによって，実験書の丸写しではなくなるし，実験に対する理解度・興味を表すことができる。

- **3．結　果**：自分がわかるのではなくそれを読んだ人がわかるように書く。同じ結果でもまとめ方や表し方に工夫ができ，強調したいことを示すことができる（平易で簡素な文章，箇条書き，表，グラフなどを使うとよい）。最近は携帯電話で写真を取り込んで利用することも可能である。

- **4．考　察**：目的に対して結果がどうであったかを明確に述べる。目的に対して予想された正しい結果が出た場合は，その結果から知り得た事実を目的と照らし合わせて理論的に解説する。予想と違った結果が出た場合は，その理由を推察し，理論的に説明する。結びは，実験の感想と今回の実験から得られた知見が今後どう発展していくかを考察する。

- **5．参考文献**：書名・雑誌名，タイトル，著者，頁，発行年度，月（号）を書く。参考文献としてインターネットを用いたときもウェブサイトを明らかにする。インターネットの知見は，きっかけとして，後で必ず本で再確認することとする。

科学のレポートは真実を記述することを第一とする。第二に，明確な文章で，理論的客観的記述を心がけ，主語，述語，目的語を明瞭にして書く。主語，述語，目的語が不明だと，何を言いたいかがわからない。授業の担当者は，最初の1，2回はレポートのチェックをし，早めに返還するのがよい。

レポート用紙は，B5判よりもA4判のほうが最近は多い。パソコンを使用し，ワード，エクセル，パワーポイントを利用するとともに，写真・図もとり込んでレポート作成することにより，パソコンによるプレゼンテーションの基本的技術をマスターする。デジタルカメラ，スキャナーつきのプリンター等を使いこなすにはいい機会である。

レポート作成後は，自分の書いた文章を読み手の立場になって，必ず読み返し，意味が伝わっているか，不十分なところはないか，逆に不要なところはないかを点検する。

誤字，脱字もレポート採点の基準になるので，改めてチェックする。

採点者が，ページをめくって読みやすい位置を，クリップ，ステープラ等で留める。

実験の授業は，講義とは異なる。前述した内容をよく読んで実験の授業に挑んでほしい。

実験の授業は，知識量を判定されるペーパーテストではなく，平常点（実験力）とレポートによる評価が本来である。講義の授業とは異なる面白さに触れ，さらに興味を感じるはずである。

実験は，驚きと発見である。まずは，自分の才能は，実験のほうにあることを発見してほしい。

2. 器具・装置

主要な器具・装置を以下にあげる。

1. **ガスバーナー**：炎の外側は外炎(酸化炎)と呼ばれ，空気と十分に接触し熱を発しているため温度が高く，青く見える。内側は内炎(還元炎)と呼ばれ，酸素の供給が不十分となるため温度は低く，すすの微粒子が加熱により白熱しているためオレンジ色に見える。

2. **ガラス器具**：ガラスには軟質ガラス，硬質ガラス，石英ガラスなどがある。軟質ガラスは細工しやすく耐熱性の必要のない器具に用いられる。硬質ガラスは耐熱性があるので試験管，三角フラスコ，ビーカーなどに用いられる。秤量用のガラス器具として各種のピペットなどがある。

3. **マイクロチューブ**：少量の実験に適し，撹拌，混合，遠心分離が可能であり，ふたをしてそのまま冷凍保存することもできる。さまざまな形状，容量のものが市販されている。

4. **ろ過器**：漏斗を用いる場合，ろ紙はひだ折りにすると表面積が大きくなりろ過速度が速い。大量の液体をろ過する場合や，ろ過しにくい液体をろ過する場合には吸引ろ過する。ブフナー漏斗にろ紙を置き，水流ポンプ(アスピレーター)または真空ポンプにより吸引する。

5. **定容量測定器**：メスシリンダー，メスフラスコ，ビュレット，分注器などがある。

   ● **自動ピペット**：溶液とピペットが接触せず本体が汚れない，チップを交換することで別の溶液が直ちに量りとれるという利点がある。チップを強く押し込んで先端につける。目盛を合わせ，親指でレバーを軽く止まるまで押したまま止め，チップの先端を液に浸ける。ゆっくりレバーを戻し，1～2秒浸けたままで止めた後，先端を液から出す。移したい容器の壁にチップの先端を軽く接触させ，レバーをゆっくり押し出し，1～2秒止めさらに強く2段階目まで押し出す。

6. **秤量器具**

   ● **上皿天秤**：左の皿に四つ折りにした薬包紙と分銅，右の皿に薬包紙を十字に折って開いて置き，その上に試薬を乗せて量る。

   ● **電子天秤**：物質の重量を正確に測定するときに使用する。スイッチを入れ皿に薬包紙を乗せ，風袋除去する(0gに合わせる)。試料を乗せ，目的の重量で安定表示が出たら重量

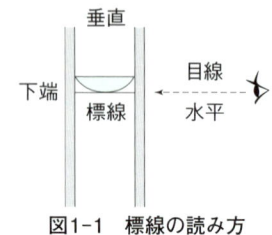

図1-1　標線の読み方

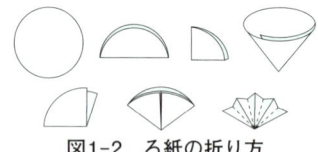

図1-2　ろ紙の折り方

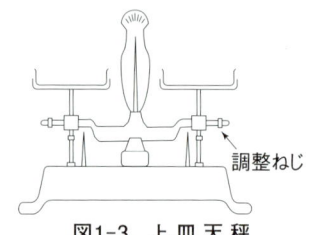

図1-3　上皿天秤

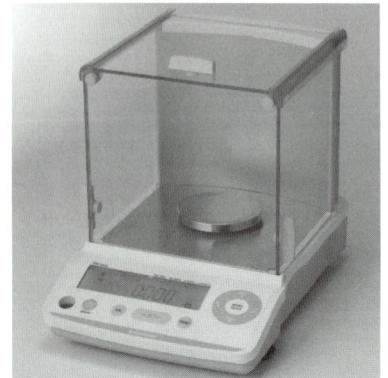

図1-4　電子天秤
株式会社島津製作所　TX223L, TX323L

を確認する。
7. **恒温水槽**：ある一定温度で酵素反応や化学反応を起こさせる場合に使用する。
8. **試験管ミキサー**：試験管などに入っている溶液をかき混ぜたいときに用いる。
9. **遠心分離機**：溶液に溶けずに懸濁している粒子を沈殿させることで目的物質を分離したり，水と油の混合物を分けるときなどに使う。遠心力がかかるので，対称の位置にバランスをとる。回転数と遠心力は半径等に比例する。スイング式とローター式がある。

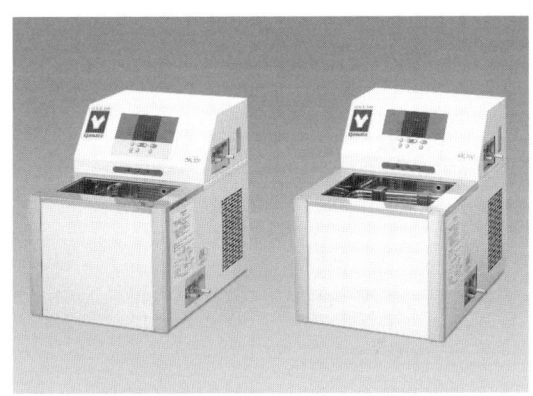

図1-5　恒温水槽
　　　ヤマト科学株式会社　BBL100，300

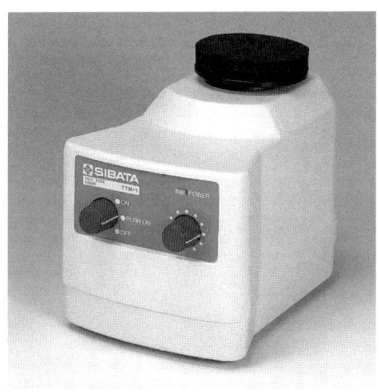

図1-6　試験管ミキサー
　　　柴田科学株式会社　TTM-1型

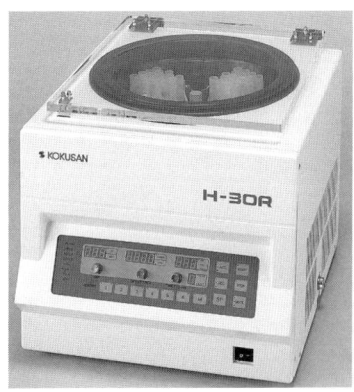

図1-7　冷却卓上遠心機
　　　株式会社コクサン　H-30R

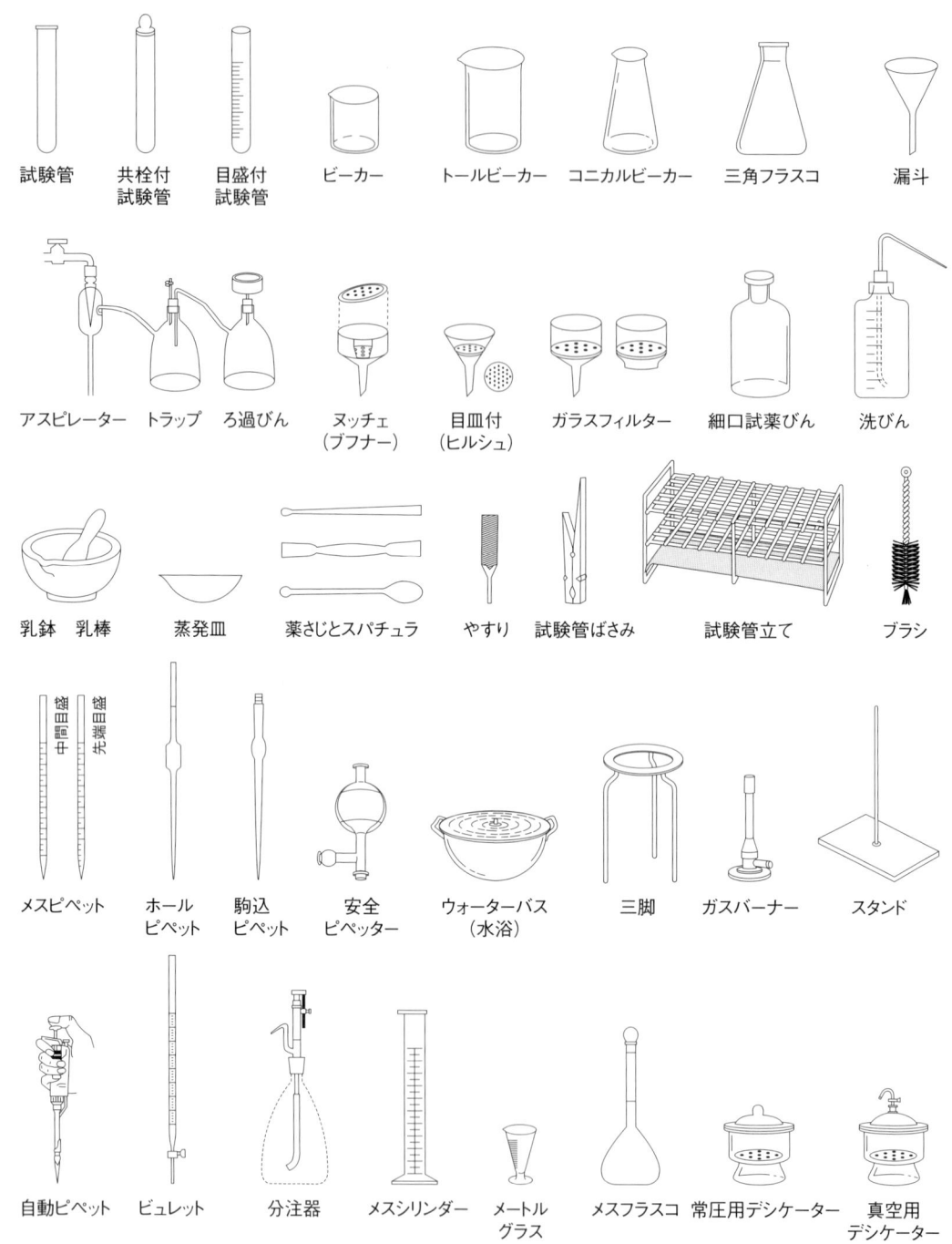

図1-8 基礎栄養学実験で使用する主な器具

3. 試　　薬

1 溶液濃度

1. **重量百分率（W/W%）**：溶液 100g に溶解している溶質の g 数。
2. **容量百分率（V/V%）**：溶液 100mL に溶解している溶質の mL 数。
3. **重量対容量百分率（W/V%）**：溶液 100mL に溶解している溶質の g 数。
4. **モル（mole, mol）**：1モルとは，気体，固体，液体にかかわらず，6.02×10^{23}（アボガドロ数）個の分子を集めた量であり，その質量は原子量，分子量にgをつけたものと等しくなる。
5. **モル濃度（mol/L）**：Moler（モーラー）とも呼ぶ。略してMと記すことがある。1Mとは，1Lの溶液中に1モルの溶質が溶けている状態の濃度をいう。
6. **グラム当量**：質量の比を表すもので，原子量を原子価で除した値のグラム数をグラム当量という。すなわち，相手の原子価1モル相当と結合する原子の質量がグラム当量である。
7. **規定度（normality）**：溶液 1L 中に溶質1g当量を含む場合の濃度を1規定（normal）という。略してNと記すことがある。モル濃度に価数をかけたものが規定度になる。

2 試薬の調製

1. **蒸留水と脱イオン水**：試薬の調製など実験に使用する水は蒸留水または脱イオン水が一般的である。蒸留水は，水道水をガラス器具中で蒸留し蒸気を冷却して集めたもので，脱イオン水は水道水中に含まれるイオン類をイオン交換樹脂を通して除去したものである。無駄使いはしない。
2. **酸**：塩酸，硫酸，硝酸などは，強酸という。酢酸の場合を弱酸という。
3. **アルカリ**：水酸化ナトリウム，水酸化カリウム，炭酸ナトリウム，アンモニア水などである。
4. **有機溶媒**：無極性（疎水性）か，極性が弱い有機化合物で，エーテル，アセトン，アルコール等，水不溶性か，水と油性の両方に溶けるものもある。融点が低く，引火性なので，火気の近くでは取り扱わない。また，揮発気体をなるべく吸い込まないように注意する。
5. **市販試薬の濃度**：JIS規格で試薬に関する規格が規定されている。

表1-1　JIS規格の試薬規定

薬品名	化学式	分子量	比重	モル濃度	規定度	重量（%）
濃塩酸	HCl	36.46	1.19	12	12	37.2
濃硫酸	H_2SO_4	98.08	1.84	18	36	97.0
濃硝酸	HNO_3	63.02	1.42	16	16	69.8
氷酢酸	CH_3COOH	60.05	1.05	17	17	99.5
アンモニア水	NH_4OH	17.03	0.90	15	15	28

6. **要冷蔵・要冷凍試薬**：酵素などのように室温保存では活性が低下する，あるいは分解するような試薬の場合，試薬ラベルに保存温度の表示があるので，必ず指示どおりに保存する。
7. **危険・毒物試薬とドラフト**：試薬には，発火性・引火性・爆発性・腐食性・有毒ガス発生など，危険性の高いものもあるので取り扱いには十分注意する。濃塩酸・濃硝酸・塩素・アンモニア水などは有毒ガスを発生するのでドラフト内で取り扱う。強酸・強アルカリ・硝酸銀・トリクロロ酢酸などは腐食性なので，皮膚などにつけないように注意する。皮膚についた場合はすぐに流水で十分に洗浄する。毒性のある試薬は，口で吸い上げずに安全ピペッターやビュレットを使用する。

3 よく使う試薬の調製

1. **0.9％食塩水**：体液とほぼ等張の食塩水の濃度である。塩化ナトリウム0.9gを量りとり，精製水に溶解した後，100 mLに定容する。
2. **0.1mol/L 塩化ナトリウム溶液**：塩化ナトリウム（分子量58.44）5.844gを量り精製水に溶解した後，1Lに定容する。
3. **0.2mol/L 塩酸**：濃塩酸は12mol/Lであるので，まず，2mol/Lか1mol/Lの標準溶液をつくってから調製する。
4. **1mol/L 硫酸**：濃硫酸は18mol/Lであるので，精製水で18倍（硫酸1：水17）に希釈すればよいのであるが，濃硫酸は水と混合すると発熱するため，ビーカーに先に水を入れ，ビーカーを冷却しながら濃硫酸をガラス棒を沿わせて少しずつ撹拌しながら加える。
5. **2mol/L 水酸化ナトリウム溶液**：水酸化ナトリウム（分子量40.0）約80gを量りとり，精製水に溶解した後，1Lにメスアップすればよいのであるが，水に溶解すると発熱するため冷却後に定容する。潮解性があるため空気中に放置しない。また，皮膚を腐食するため，扱いには注意を要する。
6. **1％でん粉溶液**：可溶性でん粉1gを測定し，精製水70〜80mLで加熱溶解し，冷却後100mLに定容する。

4 単 位

単位は，下記に示した国際単位系SIの7つを基本としている。しかし，実際に使用する場合には単位が大きすぎたり小さすぎたりしてゼロを並べて書くことになってしまう。そこで，単位記号の前に接頭語をつけて桁数を最小限にして表現する。

表1-2 SI基本単位

物理量	名 称	記 号
長さ	メートル	m
質量	キログラム	kg
時間	秒	s
電流	アンペア	A
熱力学温度	ケルビン	K
光度	カンデラ	cd
物質の量	モル	mol

表1-3 SI接頭語

大きい単位			小さい単位		
倍率	接頭語	記号	倍率	接頭語	記号
10^1	デカ（deca）	da	10^{-1}	デシ（desi）	d
10^2	ヘクト（hecto）	h	10^{-2}	センチ（centi）	c
10^3	キロ（kilo）	k	10^{-3}	ミリ（milli）	m
10^6	メガ（mega）	M	10^{-6}	マイクロ（micro）	μ
10^9	ギガ（giga）	G	10^{-9}	ナノ（nano）	n
10^{12}	テラ（tera）	T	10^{-12}	ピコ（pico）	p

SIの誘導単位；力…ニュートン（N）＝ kg・m/s^2，エネルギー…ジュール（J）＝ N・m，圧力…パスカル（Pa）＝ N/m^2，温度…（℃）（0℃＝273.15 K）

SIと併用できる単位；長さ…オングストローム（Å）＝ 10^{-10}m，質量…トン（t）＝ 10^3kg，時間…分（min），時（h），日（d），体積…リッター（L）＝ 10^{-3}m^3 ＝（10cm）^{3}，圧力…バール（bar）＝ 10^5Pa

4. 容量分析

1 中和滴定

中和反応を利用し，酸またはアルカリを定量する方法である。有機酸の定量，たんぱく質の定量，油脂の酸化，牛乳の酸度の定量などに用いられる。

〔指 示 薬〕 2種類の指示薬を適当に混合して用いると変色域が狭くなり，鋭敏に変色する指示薬ができる。

表1-4 主な中和滴定用指示薬

指示薬名	酸性側 ←	変色するpH域	アルカリ性側 →	溶かす溶媒
メチルオレンジ	赤 色	3.1～ 4.4	黄 色	水
メチルレッド	赤 色	4.2～ 6.2	黄 色	70％エタノール
ニュートラルレッド	赤 色	6.8～ 8.0	黄 色	水
フェノールフタレイン	無 色	8.2～ 9.8	赤 色	70％エタノール
チモールフタレイン	無 色	9.3～10.5	青 色	90％エタノール
リトマス	赤 色	4.5～ 8.3	青 色	水

表1-5 主な中和滴定用混合指示薬

指示薬		容量混合比	酸性側色	変色点（pH）	アルカリ性側色
ブロムクレゾールグリン	0.1％，95％エタノール	3	赤紫色	5.1	緑 色
メチルレッド	0.2％，95％エタノール	1			
メチルレッド	0.2％，95％エタノール	1	赤紫色	5.4	緑 色
メチレンブルー	0.1％，95％エタノール	1			
ニュートラルレッド	0.1％，95％エタノール	1	青紫色	7.0	緑 色
メチレンブルー	0.1％，95％エタノール	1			
チモールブルー	0.1％，50％エタノール	1	黄 色	9.0（緑 色）	紫 色
フェノールフタレイン	0.1％，50％エタノール	3			

〔標準溶液〕 一般にアルカリの定量には塩酸などの標準溶液，酸の定量には水酸化ナトリウムの標準溶液が用いられる。これらの溶液（二次標準溶液）の濃度を正確に記すために力価（ファクター，F）を用いる。力価を求めるためには，純品が得られやすいシュウ酸または炭酸ナトリウムなどが一次標準溶液として用いられる。最近は，滴定用に力価の明らかな塩酸，シュウ酸，水酸化ナトリウム等の規定溶液が市販されているので，場合によってはそれを利用してもよい。

実験1：0.05mol/L シュウ酸溶液（一次標準溶液）の調製

❶ 化学天秤でシュウ酸2水和物0.6304gを秤取して溶解し，メスフラスコ（100mL）を用いて定容とする

☞実際に秤取した量が0.6430gであったとすると，この0.05mol/L シュウ酸溶液の力価は 0.6430 / 0.6304 ＝ 1.02 となり，正確なモル濃度は0.051mol/L である。

実験2：0.1mol/L 水酸化ナトリウム溶液（二次標準溶液）の調製・標定

❷ 0.1mol/L 水酸化ナトリウム溶液を調製する（p.8を参照して，0.1mol/L とする）

❸ ① 10mLをホールピペットで三角フラスコ（100mL）にとり，フェノールフタレイン指示薬2〜3滴を加える

❹ ③をビュレットに入れて②により滴定する
液全体の微紅色が消えない時点を滴定終点とする

❺ 同じ操作を繰り返し近似した滴定値が3回得られたら，その平均値を用い0.1mol/L 水酸化ナトリウム溶液の力価を算出する

$$a \times 0.1 \times F \times V = b \times 0.05 \times F' \times 10$$

$$F = F' \times \frac{10}{V}$$

F：0.1mol/L 水酸化ナトリウム溶液の力価
V：0.1mol/L 水酸化ナトリウム溶液の滴定値（mL）
F'：0.05mol/L シュウ酸溶液の力価
a：水酸化ナトリウムの価数 ＝ 1
b：シュウ酸の価数 ＝ 2

2 酸化還元滴定

過マンガン酸カリウム滴定法

過マンガン酸カリウムの酸化力を利用した滴定法である。酸化剤または還元剤を標準溶液として用いる。糖，カルシウム，タンニンの定量などに用いられる。

実験1：0.02mol/L 過マンガン酸カリウム溶液（二次標準溶液）の調製

❶ 過マンガン酸カリウム約3.5gに水1Lを加えて溶解し，遮光して1夜放置後，ガラスフィルター（No.4G）を用いてろ過する

実験2：0.05mol/L シュウ酸溶液（一次標準溶液）による標定

❷ 0.05mol/L シュウ酸溶液を調製する（p.10参照）

❸ ②10mLをホールピペットで三角フラスコ（100mL）にとり，駒込ピペットで硫酸3mL（1：3）を加え，さらに水10mLを入れる ☞硫酸1容に対して水3容の混合物。

❹ 湯浴上または直火で60〜70℃に加熱し，熱いうちに①で滴定する
最初は反応が遅いのでゆっくりと滴定するが，生成したMn^{2+}の触媒作用により，徐々に反応が促進される
よく振り混ぜても30秒間微紅色が消えない時点を滴定終点とする

❺ 0.02mol/L 過マンガン酸カリウム溶液の力価を算出する

$$a \times 0.02 \times F \times V = b \times 0.05 \times F' \times 10$$

$$F = F' \times \frac{10}{V}$$

F：0.02mol/L 過マンガン酸カリウム溶液の力価
V：0.02mol/L 過マンガン酸カリウム溶液の滴定値（mL）
F'：0.05mol/L シュウ酸溶液の力価
a：過マンガン酸カリウムの価数 ＝ 5
b：シュウ酸の価数 ＝ 2

3 キレート滴定

　エチレンジアミン四酢酸（EDTA）が2価以上の金属イオンとイオン価に関係なく1モル：1モルで反応して安定な水溶性のキレート化合物をつくることを利用した滴定法である。代表的な例はカルシウムの定量である。

実験1：0.04mol/L EDTA溶液の調製
① EDTA二ナトリウム 7.5g を水に溶解して 500mL とする

実験2：10mol/L 水酸化カリウム溶液の調製
② 水酸化カリウム 56.1g を量り，水に溶解して 100mL とする

実験3：カルセイン指示薬調製
③ カルセイン 0.1g，チモールフタレイン 0.06g および塩化カリウム 10g を乳鉢で粉砕混合する
淡赤色がカルシウムイオンの存在で蛍光を帯びた緑色に変わる

実験4：カルシウム標準溶液の調製・標定
④ 特級炭酸カルシウム 2.4972g を精秤し，少量の水を用いてメスフラスコ（1L）に移す
これに濃塩酸約 4.5mL を加え完全に溶解後，水で定容とする
この溶液 1mL はカルシウム 1mg を含む

⑤ ④ 5mL を三角フラスコ（100mL）にとり，② 5mL，① 5mL および③少量を加え，④で滴定する
ブランク試験として，試料溶液の代わりに水 5mL を用いて同様の滴定を行う

$$\text{カルシウム（mg/100g）} = 1 \times (V_0 - V) \times F \times K \times \frac{100}{S}$$

V_0：ブランク試験のカルシウム標準溶液滴定量（mL）
V ：本試験のカルシウム標準溶液滴定量（mL）
F ：カルシウム標準溶液の力価
K ：希釈倍数 $\left(\dfrac{\text{試料溶液総量}}{\text{試料溶液採取量}}\right)$
S ：試料採取量（g）

4 沈殿滴定

溶解度の極めて小さい物質を生成する反応を利用した滴定法で，反応が完了したときに新たな着色沈殿物を生ずるような指示薬を加えておいて終点を判定する。代表的な例は食塩の定量である。

実験1：0.02mol/L 硝酸銀溶液（二次標準溶液）の調製

❶ 硝酸銀 3.4g を水 1L に溶解する

実験2：0.02mol/L 塩化ナトリウム溶液（一次標準溶液）の調製・標定

❷ 0.02mol/L 塩化ナトリウム溶液を調製する（p.8を参照して，0.02mol/L とする）

❸ ②10mL をホールピペットで三角フラスコ（100mL）にとり，さらに水 30mL と5％クロム酸カリウム溶液溶液 1mL を加え，①で滴定する
クロム酸銀の赤褐色の沈殿が生じた時点を滴定終点とする

❹ 0.02mol/L 硝酸銀溶液の力価を計算する

$$0.02 \times F \times V = 0.02 \times F' \times 10$$
$$F = F' \times \frac{10}{V}$$

F：0.02mol/L 硝酸銀溶液の力価
V：0.02mol/L 硝酸銀溶液の滴定値（mL）
F'：0.02mol/L 塩化ナトリウム溶液の力価

5. pHの測定

水溶液の液性は水溶液中の水素イオン濃度（mol/L）[H^+]で決まるが，その濃度は極めて小さな数値になるので，水素イオン濃度の逆数の常用対数で表し，これをpHという。

$$pH = \log 1 / [H^+] = -\log[H^+]$$

pH＝7が中性になり，pH7以下が酸性，pH7以上がアルカリ性になる。

1 pH試験紙によるpH測定法

pHの変化に伴って色の変わる指示薬をろ紙にしみ込ませ，乾燥させたものをpH試験紙と呼ぶ。pH試験紙をピンセットで持ち，これに測定したい試料をガラス棒でつけ，そのときに現れる色を標準変色表と比較してpHを判定する。pHの概略値を知るには便利である。

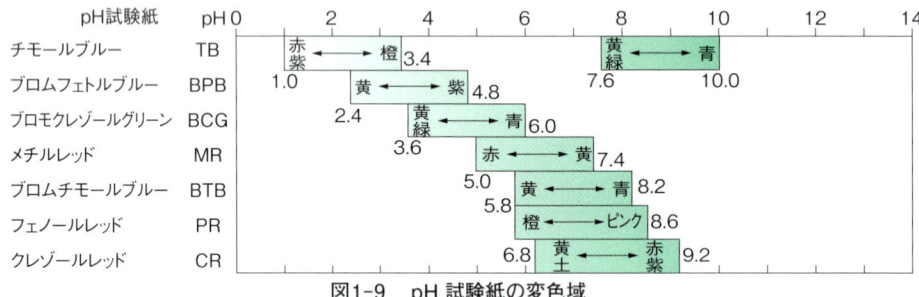

図1-9　pH試験紙の変色域

2 pHメーターによるpH測定法

ガラス電極法により行われる。水素イオン濃度の異なる溶液を薄いガラスの膜で分離すると，この膜の表面に電位差が生じる。この電位差はこれらの溶液のpHに比例するため，一方の溶液のpHを一定にしてこの電位差を測定することによって他方のpHを知ることができる。測定には，ガラス電極と比較電極を組み合わせた複合電極が用いられる。金属電極部分には安定度の高い電極，例えば銀－塩化銀電極を，内部液には塩化カリウム溶液を用いる。

❶ 電極の内部液量を確認し，補充口のゴム栓を開ける

❷ 電極の先端を精製水で洗浄し，ティッシュペーパー等で軽く拭きとる

❸ pH7標準溶液に電極を浸ける
必ず液絡部まで浸すようにし軽く揺り動かして校正ボタンを押す

❹ 電極を洗い拭きとった後に，pH4またはpH9標準溶液に浸ける
同様に校正ボタンを押す

❺ 電極を洗い拭きとった後，試料溶液に浸し軽く揺り動かした後pHを読み，調整を行う

❻ 最後に電極を精製水でよく洗い，電極部分を精製水に浸して保管する

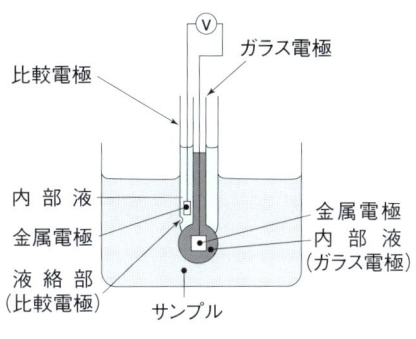
図1-10 複合電極

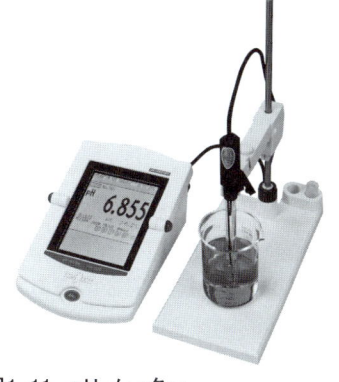
図1-11 pHメーター
東亜ディーケーケー株式会社
HM-30R

3 緩衝液

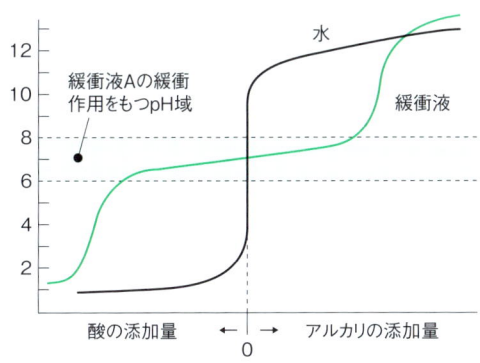
図1-12 pH滴定曲線

表1-6 数種の物質のpKa値

	pKa値
HCOOH	3.75
CH_3COOH	4.74
$CH_3CHOHCOOH$	3.86
H_3PO_4	2.14
$H_2PO_4^-$	6.86
HPO_4^{2-}	12.4
H_2CO_3	3.77
HCO_3^-	10.2
NH_4^+	9.25
グリシン	2.34, 9.6
アラニン	2.34, 9.69

表1-7

緩衝液組成	緩衝作用のある平衡	酸のpKa=(等モルのときの緩衝液のpH)
ホウ酸+水酸化ナトリウム	$H_3BO_3 \rightleftarrows H^+ + H_2BO_3^-$	9.2
リン酸二水素カリウム+水酸化ナトリウム	$H_2PO_4^- \rightleftarrows H^+ + HPO_4^{2-}$	7.2
フタル酸水素カリウム+水酸化ナトリウム	C₆H₄(COOH)(COO⁻) $\rightleftarrows H^+ +$ C₆H₄(COO⁻)(COO⁻)	5.4
酢酸+酢酸ナトリウム	$CH_3COOH \rightleftarrows H^+ + CH_3COO^-$	3.7〜4.8〜5.6
フタル酸水素カリウム+塩酸	C₆H₄(COOH)(COOH) $\rightleftarrows H^+ +$ C₆H₄(COOH)(COO⁻)	2.2〜2.9〜3.8

6. 数値処理

1 有効数字

(1) 有効数字とは

　位取りの0を除いた意味のある数値を有効数字という。例えば，50.3は有効数字3桁であり，28067は有効数字5桁である。0でない数字より前に0がある場合，その0は有効ではない。例えば，0.00653は有効数字3桁，0.98は有効数字2桁である。小数点より右にある0は有効である。28.00は有効数字4桁，300.00000は有効数字8桁である。

(2) 測定値など

　測定値などを表す場合，有効数字の桁数は確かさを保証される数値より一桁多く書く。例えば，天秤での秤量値が1.2305gであれば有効数字は5桁であり，ビュレットでの滴定値を25.67mLと読んだ場合有効数字は4桁である。それぞれ最後の桁は目分量で読んだりしているため不確かである。

(3) 計算値の場合

　測定値から計算によって得られる数値の有効桁数は，計算に使用する各測定値の中で最も桁数の少ない有効数字の桁数と等しくなる。

2 平均値と標準偏差

　実験で得られた数値はグループごとにまとめられ，平均値 ± 標準偏差(mean ± S.D.)で表されることが多い。標準偏差(standard deviation)とは，そのグループの平均値からのばらつき程度を表現するものである。

$$\mathrm{S.D.} = \sqrt{\frac{\Sigma(X_i - \overline{X})^2}{n}}$$

　X_i：個々のデータ値
　$\overline{X}$：平均値
　n：標本数
　Σ：総和

　一般に標本数30以下の場合は，標本数のかわりに，標本数 − 1 を用いるほうがよいとされている。

$$\mathrm{S.D.} = \sqrt{\frac{\Sigma(X_i - \overline{X})^2}{n-1}}$$

3 有意差検定

　測定や実験で得られたグループ間の値を比較する場合，数値に差があってもそのままでは意味のある差があるとはいえない。そこで統計処理を行うことが必要になる。有意差検定を行う場合は，適切な検定方法を選択することが大切である。

(1) 平均値の差の検定

　2つあるいは複数の測定項目の平均値の差は，かなり大であっても何ら意味をもたないこともあり，またわずかの差であっても重要な意味をもつことがある。これらの関係を判定する方法である。一般に，分散分析を行い母分散のばらつきを検定した後，有意差の検定を行う。

(2) 頻度の差の検定（χ^2検定）

　実際に観察や測定された値（観察値）の分布が理論的な分布（期待値）に一致するかどうかを検定する方法である。

4 検 量 線

　試料中のある物質の濃度を知りたい場合，目的とする物質を数種類の濃度に調製して標準溶液をつくり，それらの吸光度を測定する。横軸に濃度，縦軸に吸光度をとると，ランベルト・ベールの法則（吸光度は濃度に比例する）により，一次関数のグラフが得られる。これを検量線という。検量線は正方形に近い形状に引いたほうが，横軸，縦軸とも正確に読みとることができる。

　試料を数段階に希釈し，吸光度を測定する。得られた吸光度を縦軸にとり，水平に線を伸ばし検量線と交わったところから垂直に下ろし，未知濃度溶液中の目的物質の濃度を読みとる。それぞれ希釈をもどしたとき，すべての値が一致すればよい。

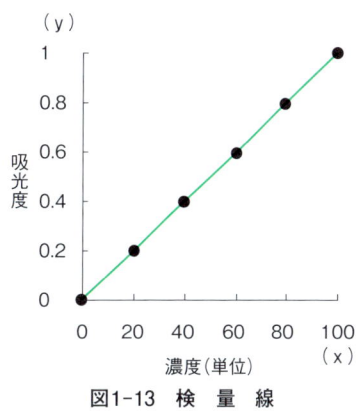

図1-13　検 量 線

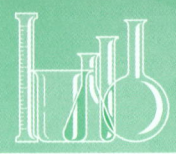

第2章　5大栄養素に関する実験

1. 糖

1 糖質の定性

　糖質は，「2個以上のヒドロキシ基（水酸基）をもつポリヒドロキシアルカンで，カルボニル基もしくはアルデヒド基をもつもの，およびその誘導体」として定義される。さらに，糖質は単糖類，少糖類，多糖類に分類され，個々の糖質は構造上，化学的性質，生体内での代謝に違いがある。

※ 目　的
　糖の定性反応を通して，各糖質の構造や性質の違いについての知識を深める。

準備する試薬
- □グルコース，フルクトース，リボース，マルトース，スクロース，グルコサミン，ソルビトール，でん粉の各1％水溶液（でん粉は加温溶解させる）
- □5％α-ナフトール・エタノール溶液（遮光保存）
- □ヨウ素溶液（遮光保存）
  - 〔調製法〕ヨウ化カリウム2gを約30mLの水に溶かし，ヨウ素0.2gを加えて溶解し，全量を100mLにする。褐色びんに保存し，使用時は10倍に希釈する
- □ベネジクト試薬
  - 〔調製法〕硫酸銅17.3gに100mLの水を加えて加温溶解する。一方クエン酸ナトリウム173g，無水炭酸ナトリウム100gを650mLの水に加温溶解する。後者を撹拌しながら，これに前者を少量ずつ加えていき，加え終わったら水を加えて全量を1Lとする
- □バーフォード試薬
  - 〔調製法〕酢酸銅66.5gを1Lの水に溶解し，氷酢酸を9mL加える
- □セリワノフ試薬
  - 〔調製法〕レゾルシノール0.05gを15％塩酸100mLに溶かす
- □ビアル試薬（遮光保存）
  - 〔調製法〕オルシノール0.1gを濃塩酸50mLに溶かし，10％塩化第二鉄溶液を2～3滴加えてよく混和する（用時調製）
- □濃硫酸

準備する器具
- □ドラフト　　□ウォーターバス　　□ガスバーナー　　□三脚　　□試験管　　□試験管立て
- □駒込ピペット

基礎知識

単糖について

　でん粉を強酸などで加水分解するとグルコースが生じる。グルコースのように，それ以上加水分解することのできない糖の最小単位を単糖と呼ぶ。単糖は，構造的な特徴から分類することができる。つまり，①構成炭素数，②官能基，③環状化したときの構造により分類され，また，光学異性体，幾何異性体（アノマー異性体）によっても分類できる。

1. 生体内に存在する多くの単糖は，構成炭素の数によって三～七炭糖に分類される。栄養学的に重要な単糖類のほとんどは，五炭糖（ペントース）および六炭糖（ヘキソース）である。
2. 官能基としてアルデヒド基をもつものをアルドース，ケトン（カルボニル）基をもつものをケトースと呼ぶ。
3. アルデヒド基，ケトン基は反応性が高い。そのため，炭素数5個以上の単糖類では分子内のヒドロキシ基（水酸基）と反応することで環状構造をとる。この環状構造がフランに似た5員環構造をもつものをフラノース，ピランに似た6員環構造をもつものをピラノースと呼ぶ。

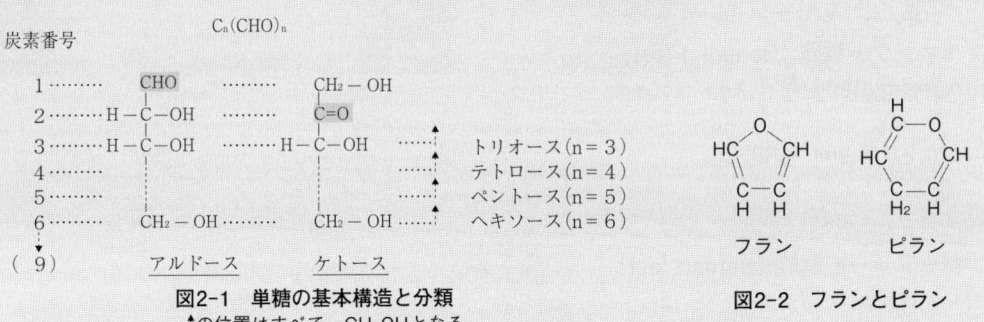

図2-1　単糖の基本構造と分類
……の位置はすべて−CH_2OHとなる。

図2-2　フランとピラン

　また，単糖は官能基が種々の修飾を受け，糖の誘導体として重要な生体成分として存在している。これら単糖や糖の誘導体が，グリコシド結合で脱水縮合することで，オリゴ糖（少糖）や多糖が構成されている。

表2-1　主な糖の誘導体

名　称	定　義	代　表　例
デオキシ糖	水酸基から酸素が取れた糖質	デオキシリボース
酸　性　糖	水酸基，アルデヒド基が酸化されてカルボキシル基となった糖質。6位がカルボキシル基になったウロン酸と1位がカルボキシル基になったアルドン酸に分けられる	グルクロン酸（ウロン酸），グルコン酸（アルドン酸）
ア　ミ　ノ　糖	水酸基がアミノ基に置換された糖質。さらにアミノ基がアセチルされたものも含む	グルコサミン，ガラクトサミン，N-アセチルグルコサミン，N-アセチルガラクトサミン
糖アルコール	アルデヒド基，ケトン基が還元されて水酸基になったもの	ソルビトール，キシリトール

糖溶液の判定

8種類の糖質のどれが入っているのかわからない未知試料に，6つの定性試験を行う。その結果から，未知試料に入っている糖質を判定する。

> **ワンポイントアドバイス**
> 定性試験の陽性反応は，実際に目で見ないと判断が難しいことがある。まずは，既知の糖質溶液で反応を確認してから，「未知試料の判定」を行う。

実験1：モーリッシュ試験（Molisch test）
1. 各1％糖質溶液または水 2mL を試験管にそれぞれとる
2. 5％α-ナフトール・エタノール溶液2滴を加える
3. 濃硫酸 1mL を加え，境界面の色調を観察する

☞ 定性試験などを行う場合，定性試験そのものに問題がないことを確認するためブランク試験を行う。

☞ 濃硫酸を傾けた試験管の管壁に沿って，静かに流し込むと二層に分かれる。糖質があれば，境界面は紫色を呈する。このとき，勢いよく加えたり，混和すると突沸する。

実験2：ヨウ素反応（Iodine/KI test）
1. 各1％糖質溶液または水 1mL を試験管にそれぞれとる
2. ヨウ素溶液 2mL を加え，色調を観察する

実験3：ベネジクト試験（Benedict test）
1. 各1％糖質溶液または水 0.5mL を試験管にそれぞれとる
2. ベネジクト試薬 2mL を加える
3. 沸騰水浴中で2分間程度加熱し，色調を観察する

☞ 還元性があれば，赤褐色を呈する。

実験4：バーフォード試験（Bafoed test）
1. 各1％糖質溶液または水 2mL を試験管にそれぞれとる
2. バーフォード試薬 0.5mL を加える
3. 沸騰水浴中で5分間程度加熱し，色調を観察する

☞ 反応が弱い場合は見過ごすので，試験管の底から赤色沈殿の有無を確認する。

実験5：セリワノフ試験（Seliwanoff test）
1. 各1％糖質溶液または水 0.5mL を試験管にそれぞれとる
2. セリワノフ試薬 3mL を加える
3. 沸騰水浴中で5分間程度加熱し，色調を観察する

☞ ケトースが存在すると約2分で色づき始め，3分でピンク色，5分で赤色へと呈色する。

実験6：ビアル試験（Bial test）
1. 各1％糖質溶液または水 0.5mL を試験管にそれぞれとる
2. ビアル試薬 1mL を加える
3. 沸騰水浴中で1分間程度加熱し，色調を観察する

☞ 白煙が生じるので，ドラフト室で行う。
☞ ペントースが存在すると緑色〜青緑色になる。また，フラン骨格をもつヘキソースでは，橙色〜茶色に呈色する。

課題
（1）各糖質の特徴についてまとめよう。
（2）8種類の未知試料に何が入っているのか，定性試験の結果から論理的に判定しよう。

2 糖質の定性反応の原理

(1) モーリッシュ反応 (Molisch reaction)

この反応は，アミノ糖と糖アルコールを除くすべての糖成分に現れる。糖は濃硫酸による脱水反応を受けて，ペントースはフルフラール，ヘキソースはヒドロキシメチルフルフラールになり，2分子の$α$-ナフトールと反応し，ジ-$α$-ナフトールフルフリルメタン，またはジ-$α$-ナフトールオキシメチルフルフリルメタンを生じる。これがキノン型（環状の共役ジケトンのこと），またはスルホン化されることで，着色（紫色）すると考えられている。

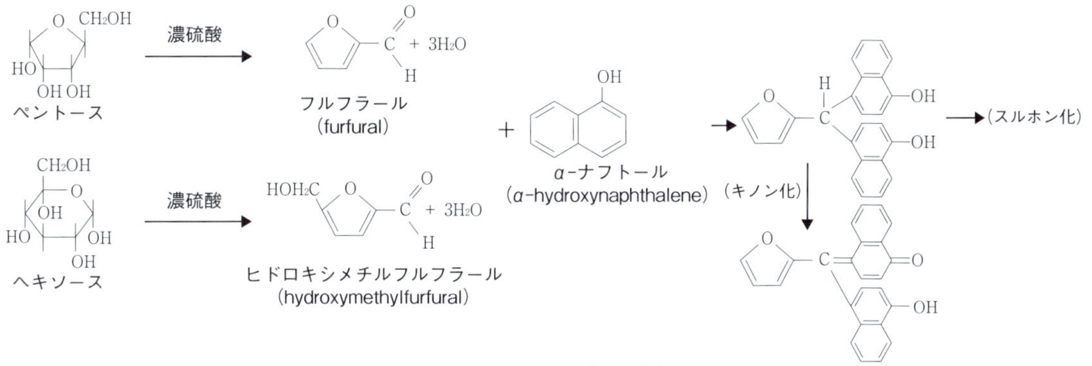

図2-3　モーリッシュ反応

(2) ヨウ素反応

でん粉中のアミロースはグルコース6個で1巻きするらせん状の分子の中にヨウ素を吸着し，青色を呈する。一方，平均鎖長約25のアミロペクチンはヨウ素との結合が弱く，赤紫色を呈する。アミロペクチンより平均鎖長が短いグリコーゲンは赤褐色を示す（でん粉のヨウ素反応p.24を参照）。

(3) ベネジクト反応 (Benedict reaction)

アルカリ性下で，還元糖は銅（Ⅱ）イオンを銅（Ⅰ）イオンに還元する。その結果，黄色の水酸化銅（Ⅰ）の沈殿を生じ，さらに赤色の酸化銅（Ⅰ）Cu_2Oの沈殿へと反応が進行する。

アルカリ溶液中で銅（Ⅱ）イオンは水酸化銅（Ⅱ）の青白色沈殿を形成するため，試薬中にクエン酸ナトリウムを加えて銅（Ⅱ）イオン−クエン酸キレート化合物を形成させることで試薬を可溶化させている。

$$CuSO_4 + \text{クエン酸} \xrightarrow{\text{アルカリ性下}} Cu^{2+} - \text{クエン酸キレート化合物}$$

$$Cu^{2+} - \text{クエン酸キレート化合物} \xrightarrow{\text{還元糖}} \underset{\text{還元　黄色沈殿}}{Cu_2(OH)_2} \longrightarrow \underset{\text{赤色沈殿}}{Cu_2O}$$

図2-4　アルカリ性下の銅（Ⅱ）イオンの還元反応

（4）バーフォード反応（Bafoed reaction）

 単糖類と二糖類の還元力の強さの違いを利用して，両者を見分ける方法である。弱酸性下で還元性の単糖類が銅（Ⅱ）イオンを銅（Ⅰ）イオンに還元する。その結果，赤色の酸化銅（Ⅰ）の沈殿を生ずる。ただし，加熱を続けると二糖類でも反応が生じる。

（5）セリワノフ反応（Seliwanoff reaction）

 ケトースであれば，赤色を呈する（ペントースの場合は黄緑色あるいは青色となる）。アルドースも長時間加熱すると呈色する。
 ケトースは塩酸によってフルフラール誘導体になり，これが，レゾルシノールと作用して呈色物質を生ずる。この反応は単糖類のみでなく，二糖類以上でも陽性になる。

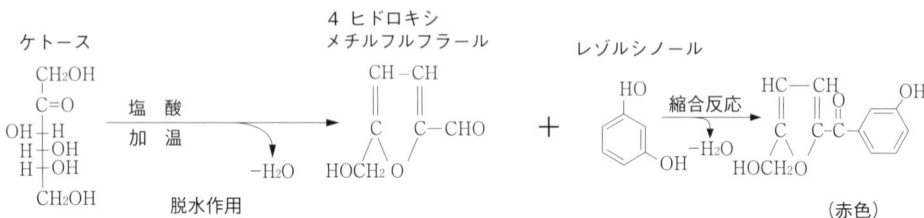

図2-5　フルフラール誘導体とレゾルシノールの縮合反応

（6）ビアル反応（Bial reaction）

 ペントースは，強酸中で加熱するとフルフラールとなり，鉄イオンの存在のもとでオルシノールと反応して緑色の呈色物質を生成する。ウロン酸も同じ呈色を示す。
 この反応は，ペントース，ウロン酸のみに特異的でなく，一部の糖にも類似の呈色を示すものがあるが，ペントースはヘキソースに比べて高い発色を示す。

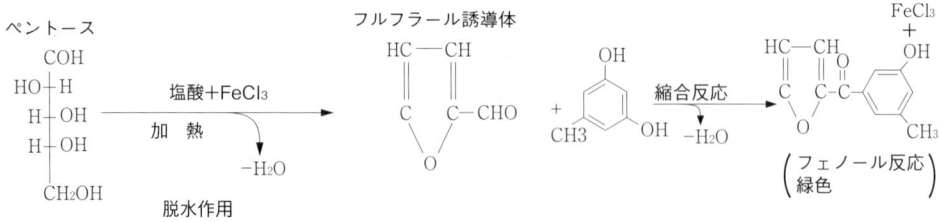

図2-6　フルフラール誘導体とオルシノールの縮合反応

3 でん粉のヨウ素反応

　平成18年国民健康・栄養調査の結果によれば，1日のエネルギー摂取量に占める炭水化物エネルギー比率は約6割とされている。私たちはその多くをでん粉の形で摂取している。しかしながら，でん粉はエネルギー源として重要であるだけではなく，近年は，バイオエタノールの原料としても注目をされている。

※ 目 的
　でん粉の構造と性質についての理解を深めるために，各種植物から調製した粗でん粉を用いて，"でん粉のヨウ素反応"を行う。

準備する試薬
□うるち米　　　□もち米　　□じゃがいも　　□小麦粉　　□0.3%水酸化ナトリウム水溶液
□0.1mol/L 塩酸
□フェノールフタレイン溶液
　〔調製法〕フェノールフタレイン 1g をエタノール 100mL に溶かす（pH8.0〔無色〕～ pH〔紅色〕）
□0.1mol/L ヨウ素ヨウ化カリウム溶液
　〔調製法〕ヨウ素 1.269g を15%のヨウ化カリウム溶液に溶解して，全容を 100mL にする（褐色びんなどに，遮光保存する）

準備する器具
□乳鉢（外径120mm前後）　　　□乳棒　　□二重茶こし（18-8メッシュ）またはガーゼ
□おろし金　□底が深めの器（小鉢など）　□遠心管（50mL）　　□ビーカー
□ガラス棒　□ガスバーナー　　□三脚　　□セラミックつき金網

準備する装置
□遠心分離機

基礎知識

アミロースとアミロペクチン
　でん粉（澱粉）は光合成によって生産され，高等植物の貯蔵炭水化物として，種子や根茎に澱粉粒として貯蔵される。

　澱粉粒の大きさや形は植物種によって異なる。そのため，破砕した植物を水にさらしたとき，比較的澱粉粒が大きいじゃがいもでは容易に澱粉粒が沈殿するが，澱粉粒が小さい米では沈降速度が遅い。

　でん粉はアミロースとアミロペクチンの2成分に大別できる。アミロースは，200～20,000個のα-D-グルコースがα1,4結合で鎖状に重合したホモ多糖（αグルカン）である。一方，アミロペクチンは，10万～100万個のα-D-グルコースがα1,4結合とα1,6結合で房状に重合したホモ多糖（αグルカン）である。アミロースとアミロペクチンの複合体が結晶化することで澱粉粒が形成されていると考えられているが，澱粉粒の構造についてはいまだ不明な点が多い。

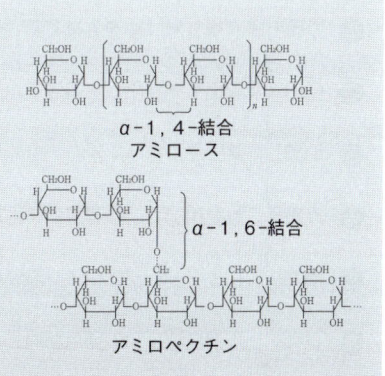

図2-7　アミロースとアミロペクチン

でん粉の糊化

　澱粉粒の結晶構造は，X線回折像からA，B，C型の3型に分類されている。澱粉粒を水の中で加熱すると，温度の上昇に伴って結晶（セル）部分に水分子が入り込み，吸水，膨潤して結晶構造を失う。これを糊化（gelatinization）と呼んでいる。糊化が起こると特徴的なX線回折像が消失し，糊化図形（V型）に変化する。

　このように，加熱前のでん粉を生でん粉，加熱糊化されたでん粉を糊化でん粉と呼ぶ。さらに，糊化でん粉を保存した際に再結晶化されたでん粉を老化でん粉と呼ぶ。

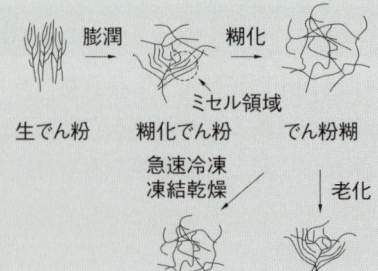

図2-8　生でん粉の糊化と老化

でん粉のヨウ素反応

　グルコースが α1,4結合で鎖状に重合した部分は，約6個のグルコース分子で一巻きするらせん構造をとる。このらせん内にヨウ素が I_5^- または $2I_3^-$ の形でとり込まれて，包接化合物（inclusion compound）を形成すると考えられている。その結果，青～褐色を呈する反応をヨウ素反応と呼んでいる。また，呈色の程度は，グルコースの α1,4鎖の長さによって異なることが知られている。ヨウ素反応の発見はヨウ素の発見の3年後（1814年）に，de Clauby, G. によって発見された。しかしながら，いまだに呈色のメカニズムやヨウ素がどのような形で包接されているのかについては不明な点が多い。

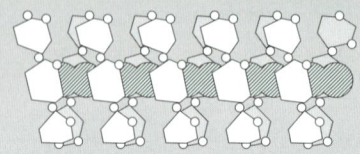

図2-9　でん粉によるヨウ素包接

（1）粗でん粉の調製

　でん粉の性質について実験するためには，試料植物からでん粉を精製する必要がある。試料植物の種類や実験目的に応じて精製方法を選択しなければならない。

ワンポイントアドバイス

本実験によるでん粉調製方法は，ヨウ素反応を確認するための簡易法である。研究目的での調製方法は，中村，貝沼らの著書を参照するとよい。

実験1：うるち米，もち米からの粗でん粉の調製

❶ うるち米，もち米 1g を乳鉢で荒く砕く

❷ 0.3％水酸化ナトリウム水溶液 5mL を乳鉢に加える

❸ 膨潤して柔らかくなった米粒を磨砕し，懸濁液とする

❹ 二重茶こしを用いて，懸濁液から組織破片をとり除く

❺ 懸濁液にフェノールフタレイン溶液1滴を加える

❻ フェノールフタレインの呈色が消えるまで，0.1mol/L 塩酸を加える

❼ ⑥に水を加えて全容を 40mL にする

❽ 遠心分離（100 × g，5分間，室温）し，上澄をとり除く

☞乳棒を垂直に立て，捻り込むように押しつぶすと米粒が飛び散らない。

☞ガーゼで組織破片をとり除いてもよい。

☞塩酸を加えすぎないように注意する（pHが10.0未満ならヨウ素でん粉反応に影響を与えない）。

実験2：じゃがいもからの粗でん粉の調製

❶ 100gのじゃがいもの皮をむき，おろし金ですり下ろす

❷ 二重茶こしを用いて，組織破片をとり除く　　　　　☞ガーゼで組織破片をとり除いてもよい。

❸ 懸濁液を静置して，上澄をとり除く　　　　　　　　☞酵素的褐変により，上澄および沈殿が着色する。

❹ 沈殿に大量の水を加えて，懸濁する

❺ 静置して，上澄をとり除く

実験3：小麦粉からの粗でん粉の調製

❶ 小麦粉 10g に水 5mL を加え，よくこねてドウをつくる

❷ ドウを 50mL の水が入った底が深めの器の中でよく揉む

❸ 懸濁液をビーカーに移して静置する　　　　　　　　☞最終的に残るガム質は，グルテンである。代用ガムとして，某グルメ漫画にも登場した。

❹ 上澄をとり除き，沈殿に大量の水を加えて懸濁する

❺ 再び，静置して上澄をとり除く

（2）粗でん粉を用いたヨウ素反応

❶ ガラス棒で粗でん粉少量をとり，水 20mL に懸濁する

❷ 懸濁液が透明になるまで加温する（糊化）

❸ 水浴中で，手で触れる温度まで冷却する

❹ ヨウ素ヨウ化カリウム溶液1滴を加え，色の変化を観察する

❺ 溶液の色が消えるまで加温する

❻ 水浴中で冷却したときの色の変化を観察する　　　　☞加温，冷却を繰り返すことで，色の変化を何度も観察できる。

> **ワンポイントアドバイス**
> ヨウ素ヨウ化カリウム溶液の代わりにうがい薬を利用しても，ヨウ素反応を観察することができる。

課題

（1）「粗でん粉を用いたヨウ素反応」の操作❹で，呈色に違いがある理由を説明してみよう。

（2）「粗でん粉を用いたヨウ素反応」の操作❺，❻で色が変化した理由を考えてみよう。

4 グリコーゲンの調整

　グリコーゲンは多数のα-D-グルコース（ブドウ糖）分子がグリコシド結合によって重合し，8〜12残基に1回の分岐した枝分かれが多い貯蔵多糖である。食後などの一時的な血糖の上昇により肝臓と骨格筋において，インスリンの働きでグルコースからグルコース-6-リン酸を経てグリコーゲンが合成される。また，貯蔵されたグリコーゲンは，空腹時の血糖の維持，エネルギー産生において貯蔵多糖としての役割がある。

目　的
　本実験では，肝臓よりグリコーゲンを抽出し精製した後，その存在を確認する。

準備する試薬
　□氷冷5％トリクロル酢酸（TCA）　　□95％エタノール　　□ジエチルエーテル

準備する器具
　□ガラス製遠心管または遠心分離ができる試験管　　□ガラス漏斗　　□ろ紙　　□ガラス棒

準備する装置
　□ホモジナイザー（ポリトロン）　　□遠心分離機

基礎知識

グリコーゲンについて
　グリコーゲンは分子量 1×10^6 から 1×10^7 程度（グルコース残基で6,000〜60,000程度）で熱水，トリクロル酢酸，ホルムアミド，ジメチル硫酸などに溶け，冷水，アルコールに対しては不溶である。ヨウ素でん粉反応における呈色は，褐色〜赤色である。ヒトの肝臓には約100g，筋肉には約250gのグリコーゲンが含まれている。

実験の原理
　本実験では肝臓のグリコーゲンを冷トリクロル酢酸で除たんぱくするとともに同時に抽出し，エタノールでグリコーゲンを沈殿させる。さらにグリコーゲンを含む沈殿物からジエチルエーテルで脂質を除去し精製する。グリコーゲンは硫酸で加水分解するとグルコースに分解するので，還元糖の定性反応でその存在を確認する。

❶ 新鮮な肝臓1gを細かく切断して遠心管に採取する

❷ 冷5％トリクロル酢酸10mLを加えて氷冷下でホモジナイズする

❸ 遠心分離（3,000rpm，15分間）して上澄液を別の遠心管に採取する

❹ 沈殿物に冷5％トリクロル酢酸10mLを加え，ガラス棒でかき混ぜ均一にする

❺ 遠心分離（3,000rpm，15分間）して上澄液を③で採取した上澄液と合わせる

❻ 上澄液の容量を測定し，2倍量の95％エタノールを加えて混合する

❼ 遠心分離（3,000rpm，15分間）して上澄液を廃棄する

❽ 沈殿物に少量の蒸留水を加え，2倍量の95％エタノールを加えて混合する

❾ ろ過しろ紙上の残渣に95％エタノール，ジエチルエーテルの順に注ぎ洗浄し，風乾してグリコーゲンを得る

❿ 蒸留水数mLに溶かしてアントロン法でグリコーゲンの存在を確認する

> **ワンポイントアドバイス**
>
> アントロン法：試料溶液2mLを試験管にとり，アントロン試薬4mL（アントロン0.2gを100mLの濃硫酸に溶解したもの）を管壁に沿って静かに加え，混和する。3〜4分放置して緑ないしは暗青紫色になる。

☞アントロン試薬を入れると濃硫酸による発熱が起きるのでゆっくりと行う。

課題

（1）グリコーゲン加水分解物，グリコーゲン，グルコース，ショ糖の各溶液および蒸留水にベネディクト試薬2mLを加えて混合し，沸騰水浴で5分間加熱して反応液を冷却し，呈色を比較してみよう。

グリコーゲン加水分解物は，グリコーゲン溶液0.5mLに6mol/L硫酸0.25mLを添加しよく混和した後，栓をして沸騰水浴中で90分間加熱し加水分解する。

（2）グリコーゲンを多く含むうに，かき，ほたて貝などで，呈色を調べてみよう。

5 唾液アミラーゼによるでん粉の分解

(1) ヨウ素-でん粉反応による測定

　唾液にはでん粉，グリコーゲンを加水分解し，デキストリン，マルトースにする α-アミラーゼが含まれ，唾液アミラーゼはプチアリンとも呼ばれている。唾液のプチアリン活性はストレスによる交感神経系の興奮に伴う自己防衛反応として高まることから，生体ストレス反応の指標にもなる。

❋ 目　的

　本実験ではヒトのプチアリン活性を測定するため唾液を採取し，基質のでん粉に作用させアミラーゼ活性を測定する。

準備する試薬

□ 1％塩化ナトリウム溶液

□ 唾液アミラーゼ

　〔採取法〕 口腔内を1％塩化ナトリウム溶液ですすぎ，塩味がなくなるまで唾液を飲み込んだ後，唾液を遠心管に採取し，粘質物をろ過または遠心分離してとり除く

□ 1％可溶性でん粉溶液

　〔調製法〕 可溶性でん粉1g をビーカーにとり，蒸留水100mL を加えて，湯煎しながらかき混ぜて糊化させる

□ 0.2mol/L リン酸緩衝液 pH6.8

　〔調製法〕 リン酸二水素カリウム 4.16g，リン酸一水素ナトリウム 4.17g をビーカーにとり蒸留水で溶解して 200mL にして，pH メーターで pH6.8 を確認する

□ 2mol/L 酢酸溶液

□ 0.01mol/L ヨウ素ヨウ化カリウム溶液

　〔調製法〕 ヨウ化カリウム 0.5g を少量の蒸留水に溶かし，これにヨウ素 0.13g を加え，蒸留水で 100mL とする

準備する器具

□ ストップウォッチ

準備する装置

□ 恒温水槽

📖 基礎知識

唾液について

　唾液腺から口腔内に1日1〜1.5L 程度（安静時唾液で 700〜800mL 程度）分泌され，成分の99％以上が水分であり，ムチン（粘液素）や塩素イオン，重炭酸イオン，リン酸イオンなどを含む。アミラーゼのほかに α-グルコシダーゼ（マルターゼ）など，多くの種類の酵素を含み，消化液としての役割のほか，口腔粘膜の保護や洗浄，殺菌，抗菌，排泄，pH の調節，食塊の形成や嚥下などの作用を担っている。プチアリンの最適 pH は約7で，食物が胃内に到達し胃酸により pH が4以下になると作用が停止する。

実験の原理

　唾液を希釈してアミラーゼ濃度が段階的に異なる酵素溶液を用いて，それぞれの α-アミラーゼが一定時間にどれだけでん粉を加水分解したか調べる。でん粉の加水分解反応（糊精化力）は，酵素反応後のでん粉の残存量をヨウ素-でん粉反応で調べる。

実験1：唾液アミラーゼの希釈

1. 試験管10本を用意し，各々1〜10までナンバーをつける
2. No.1の試験管に唾液1mLを，No.2〜No.10の試験管に1％塩化ナトリウム溶液1mLを加える
3. No.2の試験管に唾液1mLを入れ混合する（1/2倍希釈）
4. No.3の試験管にNo.2の1/2倍希釈唾液1mLを入れ混合する（1/4倍希釈）
   No.4の試験管にNo.3の1/4倍希釈唾液1mLを入れ混合する（1/8倍希釈）
5. No.5以下の試験管についても同様に希釈を行い，唾液希釈液を調製する
6. 37℃の恒温水槽で5分間以上予備加温（プレインキュベーション）する

実験2：反応液と予備加温

1. 別の試験管10本に1〜10までナンバーをつけ，0.2mol/Lリン酸緩衝液2mL，1％可溶性でん粉溶液5mLをそれぞれ加える
2. 37℃の恒温水槽で5分間以上予備加温する

実験3：酵素反応

1. 37℃の恒温水槽に入れた実験2の試験管に同じナンバーの実験1の各濃度の唾液1mLを1分間隔で加える
2. ストップウォッチで正確に30分後，2mol/L酢酸溶液2mLずつを各試験管に加え，直ちに混合して反応を停止する
3. ヨウ素溶液1mLずつを加え，ヨウ素-でん粉反応を行う
4. ヨウ素-でん粉反応が消失している試験管の中で，大きいナンバーの希釈倍率を選ぶ

◆酵素活性の計算

唾液アミラーゼの活性は糊精化力として次式より求める。糊精化力は酵素（唾液）1mLにより分解された1％可溶性でん粉溶液のmL数で表す。

$$D_{30}^{37°} = \frac{5 \times 1}{E \times f}$$

$D_{30}^{37°}$：37℃，30分間の糊精化力
E：酵素溶液量
f：唾液希釈倍率

（2）還元糖による測定

✲ 目　的
唾液アミラーゼをでん粉に作用させ，酵素反応で生成した還元糖量をソモギーネルソン法で定量しアミラーゼ活性を求める。

準備する試薬

□唾液アミラーゼ溶液
　〔調製法〕　唾液を採取し（p.28参照），1％塩化ナトリウム溶液で10～100倍に希釈する

□1％可溶性でん粉溶液
　〔調製法〕　p.28参照

□0.2mol/L リン酸緩衝液 pH6.8
　〔調製法〕　p.28参照

□1 mol/L 水酸化ナトリウム溶液
　〔調製法〕　水酸化ナトリウム8gをとり，蒸留水に溶解して200mLとする

□ソモギー銅試薬
　〔調製法〕　ビーカーに無水炭酸ナトリウム24g，酒石酸カリウムナトリウム12gを入れて，蒸留水250mLに溶解し，硫酸銅溶液（4gを蒸留水50mLに溶かしたもの）50mLを加え，さらに炭酸水素ナトリウム16gを溶解する。別に無水硫酸ナトリウム180gを蒸留水500mLに溶かし煮沸後，冷却した溶液をつくる。両方の溶液を混和して蒸留水を加えて1Lにする。市販品もある

□ネルソン試薬
　〔調製法〕　モリブデン酸アンモニウム50gを蒸留水900mLに溶かし，濃硫酸42mLを静かに加えて混和する。さらに蒸留水50mLに溶かした結晶ヒ酸ナトリウム6g（またはヒ酸二水素カリウム3.6g）を加えて混和して24～48時間37℃に保ち褐色びんに保存する。調製した試薬は黄金色透明であるが，緑色を帯びている場合，臭素水を1滴加えてから通気して臭素を除去してから保存する

> **ワンポイントアドバイス**
> 結晶ヒ酸ナトリウム，ヒ酸二水素カリウムは毒物に指定され猛毒であるので取り扱いには十分注意する。臭素は劇物に指定され猛毒かつ腐食性があるので注意する。

□50μg/mL マルトース標準溶液
　〔調製法〕　5mgの麦芽糖をメスフラスコにとり蒸留水で100mLにする

準備する器具
　□ストップウォッチ　　□共栓付試験管（25mL）

準備する装置
　□恒温水槽

📖 基礎知識

実験の原理
　でん粉の中のアミロース，アミロペクチンに唾液アミラーゼを作用させると $α-1,4-$ グルコシド結合が加水分解され，デキストリン，還元性を示すマルトース，グルコースが生成する。生成したマルトース，グルコースを糖質の還元反応を利用した定量法で測定する。

実験1：酵素反応検液の調製

❶ 1％でん粉溶液 5mL を試験管にとり，0.2mol/L リン酸緩衝液 3mL を加えて混合する

❷ 37℃の恒温水槽で5分間予備加温する

❸ 酵素溶液 1mL を加えて混和し反応を開始する
ブランク試験として，1mol/L 水酸化ナトリウム溶液 5mL を加えてから酵素溶液 1mL を加えて混和し同様に反応を開始する

❹ 37℃で正確に30分間加温する

❺ 30分後，1mol/L 水酸化ナトリウム溶液 5mL を加え，反応を停止させる　☞ ストップウォッチで正確に30分間計る。

❻ 還元糖定量の検液とする

実験2：還元糖の定量

❶ 共栓付試験管を2本用意し，1本には酵素反応した検液 0.5mL をとり，もう1本には酵素反応をしていないブランク試験液 0.5mL をとる

❷ ソモギー銅試薬 2.0mL を加えて混和する

❸ 沸騰水浴中で正確に10分間加熱した後に冷却する

❹ ネルソン試薬 2.0mL を加えて全量を 25mL にして転倒混和する

❺ 波長 660nm での吸光度を測定する

◆検量線作成

標準物質には，50μg/mL マルトースを蒸留水で0，10，20，30，40，50μg/mL の濃度に希釈したものを用いる。

◆酵素活性の計算

酵素反応液中の還元糖量からブランク試験の還元糖量を差し引いた値をアミラーゼにより遊離してきた還元糖量とし，さらに希釈倍率をかけて唾液 1mL による1分間に生成した還元糖量として表す。

課題

（1）でん粉を主体とする食品を試料として選び，アミラーゼによる消化率を求め比較してみよう。

　試料は食品の糖質（でん粉）量を日本食品標準成分表で調べ，水を加えてでん粉が約1％となるよう秤量し，適当量の蒸留水を加え乳鉢でペースト状にした後，蒸留水を加えて全量を 100mL とする。

　実験方法は，酵素溶液として1％パンクレアチン溶液を用い，37℃で24時間反応し，加水分解して生成した還元糖を定量する。防腐剤としてトルエンを1滴加えておく。

2. たんぱく質

1 等電点沈殿を利用した牛乳からのカゼインの分離

　アミノ酸の側鎖にはアミノ基，カルボキシル基をもつものがあるため，たんぱく質は両性電解質としてプラスとマイナスの電荷をあわせもつ。この側鎖の電離状態は溶液のpHによって変化するが，たんぱく質全体としてプラスとマイナスの電荷が等しくなるときのpHをそのたんぱく質の等電点という。

✲ 目 的
　等電点ではたんぱく質の溶解度が最も低下するため，たんぱく質の分離・精製の手段として等電点沈殿法が用いられる。ここでは，この等電点沈殿法を利用して牛乳に含まれるカゼインの分取を試みる。

準備する試料
□牛乳

準備する試薬
□5％酢酸溶液　　　　　　　　　　□エタノール
□ジエチルエーテル　　　　　　　　□10％（w/v）水酸化ナトリウム溶液
□30％（w/v）水酸化ナトリウム溶液　□0.5％（w/v）硫酸銅溶液
□モリブデン酸アンモニウム溶液

〔調製法〕モリブデン酸アンモニウム25gを水300mLに溶解する。別に，濃硝酸75mLを水150mLに溶かして放冷したものを，先の溶液に加えて調製する

準備する器具
□ビーカー　　□メスシリンダー　　□漏斗　　□ろ紙　　□試験管
□パスツールピペット　　□上皿電子天秤　　□ガスバーナー

準備する装置
□pHメーター（またはpH試験紙）　　□遠心分離機

📖 基礎知識

たんぱく質の変性
　たんぱく質は物理的，化学的要因により，溶解度の減少，粘性の変化，酵素を中心とした生物活性の低下あるいは消失などが起こる。これらの物性変化をたんぱく質の変性という。このとき，ペプチド結合は切断されず，たんぱく質の高次構造のみが変化する。

たんぱく質の等電点
　たんぱく質を構成するアミノ酸の種類はそれぞれのたんぱく質で異なることから，それぞれのたんぱく質における等電点は異なる。

表2-2　たんぱく質の等電点

たんぱく質	等電点
卵アルブミン	4.7～4.9
血清アルブミン	4.88
ヘモグロビン	6.79～6.83
ゼラチン	4.80～4.85
カゼイン	4.6
トリプシン	5.0～8.0

（出典：菅原龍幸・福澤美喜男編著『Nブックス食品学Ⅰ』p.76, 建帛社, 2008）

カゼインミセル
　牛乳が白く濁っているのはカゼインがコロイド粒子として牛乳中に分散し，光を散乱させることによる。この粒子をカゼインミセルという。構成するたんぱく質はα，β，κ-カゼインなどからなる。チーズ製造の際に，牛乳にレンネット（主成分，酵素レンニン）を凝固剤として加えると，レンニンによってκ-カゼインが変化し，ほかのカゼインがカルシウムによって親水性を失ってゲル化する。カゼインミセルはリン酸，カルシウムなどの無機塩類が約6％含まれ，ミセルの構造に大きく関与している。

（1）牛乳からのカゼインの分離

1. 牛乳100mLをビーカーにとり，温水100mLを加える
2. pH4.6になるまで5％酢酸を加える
3. 穏やかにかき混ぜると沈殿物が生じるので，遠心分離（3,000rpm，10分間）して沈殿を別のビーカーに移す
4. エタノール30mLを加え，よくかき混ぜた後，再度遠心分離（3,000rpm，10分間）する
5. この沈殿を再び別のビーカーに移す
6. ジエチルエーテル・エタノール混合液50mLを加え，よくかき混ぜた後，ろ紙でろ過する（あらかじめろ紙の重量を測定しておく）　☞ジエチルエーテル4：エタノール1の割合で混合する。
7. ろ紙上の沈殿物を乾燥させる
8. 乾燥物を秤量する
   上皿天秤でろ紙ごとの重量を測定し，先に秤量しておいたろ紙の重量を差し引きして求める

（2）ビュレット（Biuret）反応によるたんぱく質の定性

1. 得られた沈殿物の一部を試験管にとる
2. 10％水酸化ナトリウム溶液3mLを加え，沈殿物を溶解する
3. 0.5％硫酸銅溶液数滴を加え，振とうする
4. 色の変化を観察する

（3）モリブデン酸アンモニウムによるリンの定性

1. 沈殿物の一部を試験管にとる
2. 30％水酸化ナトリウム溶液3mLを加え，沈殿物を溶解する
3. 試験管ばさみを用いて，ガスバーナー上で約1分間加熱する
4. 冷却後，モリブデン酸アンモニウム溶液3mLを加える
5. 色の変化を確認する

課題

（1）得られた乾燥物の重量からカゼインの収率を求めよう。また，牛乳（ホルスタイン種）におけるたんぱく質含有量は3.2％であるとした場合，全たんぱく質におけるカゼイン含有率を求めよう。

（2）等電点沈殿法以外にたんぱく質を沈殿させる方法を調べよう。

2 比色法によるたんぱく質濃度の定量

（1）ビウレット法

たんぱく質の呈色反応を利用した定量法である。被験たんぱく質溶液を，ビウレット試薬とともにインキュベートし，その錯塩の発色を555nmで比色する。

✳ 目　的
たんぱく質の呈色を確認することで，濃度を定量する。

準備する試料
□血清　　□牛乳　　□豆乳　　□野菜・果物の搾り汁

準備する試薬
□ビウレット試薬
　〔調製法〕メスフラスコ（1,000mL）に酒石酸カリウムナトリウム45gをとり，これに0.2mol/L水酸化ナトリウム約200mLを加えて溶かす。さらに硫酸銅5gおよびヨウ化カリウム5gを加えてから，0.2mol/L水酸化ナトリウムで1,000mLにする

□たんぱく質標準溶液
　〔調製法〕濃度既知の血清かウシアルブミンの結晶を生理的食塩水で希釈して，10mg/mL（1.00g/dL）とする

□生理的食塩水：0.9%塩化ナトリウム溶液

☞市販品として臨床検査用ビウレット試薬（和光純薬）がある。

準備する器具
□ウォーターバス　　□マイクロチューブまたは試験管（小）　　□マイクロピペットおよびチップ

準備する装置
□分光光度計

📖 基礎知識

ビウレット反応（Biuret test）
　ペプチド結合を検出する方法である。ペプチド結合は，アルカリ性溶液中で硫酸銅と反応することで，紫色（赤紫〜青紫）の発色をする。ペプチド結合を多く含むほど強く発色する。
　たんぱく質のグラムあたりに現れるペプチド結合数はほぼ同じなので，感度は高くないがおおよその濃度測定に有効である。
　操作が簡単なので広く用いられている定量法である。

2種類の濃度計算法
　試料（サンプル）を測定するときに，ブランク試験液および標準溶液（スタンダード；濃度既知の試料）を同時に分析する。そのとき，分析が繰り返し行われているようなときは標準溶液の濃度を1点で行う簡易的な計算方法と，プロトコルに示した濃度の異なる数点の標準溶液から検量線を求めて計算する方法がある。
　前者は，以下の式で求めることができる。

$$\text{試料濃度} = \left(\frac{\text{試料吸光度}}{\text{標準溶液吸光度}}\right) \times \text{標準溶液濃度} \times \text{試料溶液の希釈倍率}$$

　検量線を求める方法は，「ローリー法」の項（p.37）を参照すること。

実験1：試料たんぱく質の定量

❶ 試験管（小）に，たんぱく質溶液（試料）1mL を正確にとる

❷ ビウレット試薬 4.0mL を加え，よく混和してから30℃で30分間加温する（室温に30分間放置でもよい）

❸ 加温終了後，550(540〜560)nm で比色する

実験2：検量線の作製

❶ 試験管（小）6本に，たんぱく質標準溶液（10mg/mL）0，0.2，0.4，0.6，0.8，1.0mL をとる

❷ ①の試験管に，生理的食塩水 1.0，0.8，0.6，0.4，0.2，0mL を加えてそれぞれ 1.0mL とする

❸ 6本の試験管にビウレット試薬 4.0mL を加え，よく混和してから30℃に30分間つける（室温に30分間放置でもよい）

❹ 加温終了後，550(540〜560)nm で比色する

❺ 横軸にたんぱく質濃度，縦軸に吸光度をプロットして，グラフに検量線を作成する

（2）ローリー法

たんぱく質の呈色反応を利用した定量法である。

たんぱく質をアルカリ性銅塩と反応（ビウレット反応）させた後，フェノール試薬と反応させる。

※ 目　的
たんぱく質の呈色を確認することで，濃度を定量する。

準備する試料
- □卵白溶液
  - 〔調製法〕卵白1個分をガーゼでこして（ろ液）重量を量る。これに5～6倍の精製水を加えてよくかき混ぜた後，塩化ナトリウムを少量ずつ加え，透明な溶液にする。精製水で全量250mLに調製する。使用時はこれを100倍に希釈する。
- □ゼラチン（1 w/v%）
  - 〔調製法〕ゼラチン1.0gを量りとり，適量の精製水を加えて湿らせ，さらに精製水を加えて加温して完全に溶かす。室温に戻してから全量を100mLにする。使用時はこれを100倍に希釈する。
- □牛乳（1 w/v%）
- □豆乳（1 w/v%）
- □調製粉乳
- □脱脂粉乳（0.1 w/v%）
- □0.9%塩化ナトリウム溶液

準備する試薬
- □試薬A
  - 〔調整法〕炭酸ナトリウム20gを0.1mol/L水酸化ナトリウムに溶かして，全量を1Lにする
- □試薬B
  - 〔調製法〕硫酸銅五水和物0.5gを1%クエン酸ナトリウム溶液（または1%酒石酸カリウム溶液）に溶かして，全量を100mLにする
- □試薬C（アルカリ性銅試薬）
  - 〔調製法〕試薬Aと試薬Bを，50：1（v/v）の割合で混合する。使用直前に調製する
- □試薬D（フェノール試薬）
  - 〔調製法〕フェノール試薬（Folin-Ciocalteu試薬として市販されている）の酸濃度が1mol/Lになるように精製水で希釈する（市販のフェノール試薬を2倍に希釈する）
- □たんぱく質標準溶液
  - 〔調製法〕濃度既知の血清かウシ血清アルブミンの結晶を1.0g/100mL（10mg/mL）に調製し，これを生理的食塩水で20倍に希釈して，0.5mg/mL（500μg/mL）のたんぱく質溶液とする。

準備する器具
- □ウォーターバス　　□試験管（小）　　□マイクロピペット

準備する装置
- □分光光度計

📖 基礎知識

ローリー法（Lowry method）

たんぱく質に含まれるチロシン，トリプトファン，システインなどのアミノ酸とフェノール試薬との呈色反応と，アルカリ性銅試薬によるビウレット反応との組み合わせによる方法である。銅試薬はたんぱく質のペプチド結合と反応して紫色に発色する。フェノール試薬はアミノ酸による還元によって青色を呈色する。

感度が高いので，微量（ $2 \sim 100 \mu g$ ）のたんぱく質を精度よく定量できる。

実験1：試料たんぱく質の定量

1. 試験管（小）に試料 0.5mL を入れる
2. 試料の入った試験管に，試薬C 5mL を入れ，よく混合する
3. 室温で正確に10分間放置後，試薬D 0.5mL を加え，すばやく混合する
4. 室温で30分間放置後（1時間以内に），波長 550nm での吸光度を測定する（検体濃度が低いときは 750nm で測定する）
5. たんぱく質標準溶液を用いて検量線を作成し，試料中のたんぱく質量（濃度）を求める。

☞ たんぱく質標準溶液の吸光度測定は，試料測定時と同じ波長（550または750nm）で測定する。

実験2：検量線の作成

1. 試験管（小）6本に，たんぱく質標準溶液（500μg/mL） 0，0.1，0.2，0.3，0.4，0.5mL をとり，精製水 0.5，0.4，0.3，0.2，0.1，0mL を加え，それぞれの全量を 0.5mL とする
2. 試料の入った試験管に，試薬C 5mL を入れ，よく混合する
3. 30℃で正確に10分間放置（室温に10分間放置でもよい）後，試薬D 0.5mL を加え，すばやく混合する
4. 30℃で30分間放置（室温に30分間放置でもよい）後（1時間以内に），波長 550nm での吸光度を測定する（検体濃度が低いときは 750nm で測定する）
5. 横軸にたんぱく質濃度，縦軸に吸光度をプロットして，グラフに検量線を作成する

👉 ワンポイントアドバイス

実験作業に入る前に，分析手順をよく理解するために，自分の作業を図式化してみよう。＝作業の流れ図（フローチャート）を描いてみよう。

フローチャート（作業手順）の作成例
（ローリー法の場合）

たんぱく質試料・標準（検量線）・ブランク試験	0.5mL

　　　←アルカリ性銅溶液　5mL（用時調製）

| 撹拌 | |
| 反応 | 室温で10分間放置 |

　　　←フェノール試薬　0.5mL

撹拌	
呈色	室温で30分間放置
比色	550nm（または750nm）で吸光度測定

◆定量計算

1：複数の標準溶液による検量線からの定量計算

❶ 各試料溶液（分析した試験管中の濃度）の吸光度を検量線にあてはめて，濃度（μg/mL）を読みとる

❷ 希釈前の試料の濃度を計算で求める

$$\text{卵白のたんぱく質(g/100g)} = \frac{\text{検量線から求めた値}(\mu g/mL) \times \text{希釈倍率} \times 250(mL) \times 100 \times 1/10^3 \times 1/10^3}{\text{卵白重量}(g)}$$

$$\text{ゼラチンのたんぱく質(g/100g)} = \frac{\text{検量線から求めた値}(\mu g/mL) \times \text{希釈倍率} \times \text{溶液量}(mL) \times 100 \times 1/10^3 \times 1/10^3}{\text{試料重量}(g)}$$

2：標準溶液1段階による簡易的な定量計算

試料測定時に，試料濃度に近い標準溶液を同時に測定し，以下の式を用いて計算する。

$$\text{試料溶液のたんぱく質濃度(mg/100mL)} = (\text{標準溶液のたんぱく質濃度 mg/100mL}) \times \frac{\text{試料の吸光度} - \text{ブランク試験の吸光度}}{\text{標準溶液の吸光度}}$$

課題

（1）牛乳，豆乳，亜脱脂粉乳などのたんぱく質含量を求めてみよう。
（2）呈色の原理と感度について考えてみよう。

3 セルロースアセテート（CA）膜電気泳動

　血清たんぱく質の分画は，日常の検査法として広く行われている検査法の一つである。本実習は血清たんぱく質中の等電点の相違による移動速度の違いを利用して分画する。血清たんぱく質を分画し，電気泳動の原理と応用を理解するとともに，臨床的意義を考察しよう。

✺ 目　的

　本実習は，ヒトの血清たんぱく質をアルブミンとグロブリンの2つの画分に分ける。一般にグロブリン画分は，さらに$α_1$，$α_2$，$β$，$(φ,)γ$の4〜5つの免疫グロブリン（Ig）に分けられる。

準備する試料

□正常および異状ヒト血清
　本実習は市販調整品を利用するが，採血可能な場合は以下の手順による。
　〔調製法〕　① 血液（全血）を一本の遠心管に移して静置し，凝結させる（室温で30分程度）
　　　　　　② 別の遠心管に水を入れてバランスをとる
　　　　　　③ 遠心分離（3,500rpm，10分間）し，血清（液）と血餅（固）を分ける
　　　　　　④ 血清の部分を注射器で静かに吸いあげ，血清用のびんに入れる

準備する試薬

□緩衝液：ベロナール・ベロナールナトリウム（pH8.6，0.07mol/L）
　〔調製法〕　① ベロナール（5,5-ジエチルバルビツール酸）1.66gとベロナールナトリウム12.76gを温湯中にて溶かし，室温に冷却する
　　　　　　② 5％チモール液（溶媒はイソプロピルアルコール）5.0mL（防腐剤として使用）を加えて1Lに定容する
□染色液：ポンソー3R（色素）を0.8g，三塩化酢酸（TCA）6.0gに蒸留水を加えて100mLにする。
□脱色（弁色）液：1％酢酸溶液 1L
□抽出（色素溶解）液：0.01mol/L 水酸化ナトリウム溶液 250mL

準備する器具

□CA膜（セファデックス，セラフォーなどの製品がある）
□電気泳動用電源（定電流電圧装置）
□容器（vat，バット）：染色用（1個），脱色用（3個）
□デッキピンセット：2本以上（先端の扁平なタイプ，CA膜取扱用）
□ハサミ（カッターでも可）＝CA膜のカット
□支持板用（ブリッジ用）ろ紙（東洋No.2）2枚
□吸水用（拭きとり用）ろ紙4枚（緩衝液1，染色液1，脱色液2）
□試料塗布用マイクロピペット：4μLの定量ピペット

ワンポイントアドバイス

電気泳動法は少量の試料で簡便迅速に物質を分離できるので，（単純）たんぱく質のほか糖たんぱく質，リポたんぱく質，アイソザイムの分離や，精製試料の純度検定などにも広く利用される。

ワンポイントアドバイス

アルブミン（albumin）：単純たんぱく質の一群の総称。水に可溶。中性の薄い塩類溶液，希酸，希アルカリ溶液に可溶。動植物の細胞や体液に最も普通に含まれる。血清たんぱく質の主分画であり，血中の膠質浸透圧の維持に貢献する。

グロブリン（globulin）：単純たんぱく質の一群の総称。水に不溶。中性の薄い塩類溶液，希酸，希アルカリ溶液に可溶。アルブミンとともに生物体に広く分布。慢性感染症，炎症性疾患などで上昇する。

☞本実習では，緩衝液および染色液は調製済み。脱色液および抽出液は，実習日に各班が調製すること。

□試験管（小）：人数 × 6本，ストップウォッチ
□ホールピペット（5mL）：1本（水酸化ナトリウム用）
□ドライヤー（CA膜乾燥用；必須ではない）
□温度計（緩衝液の温度を測定）

準備する装置

□分光光度計
□CA膜電気泳動装置（泳動槽，泳動箱ともいう；図2-10参照）

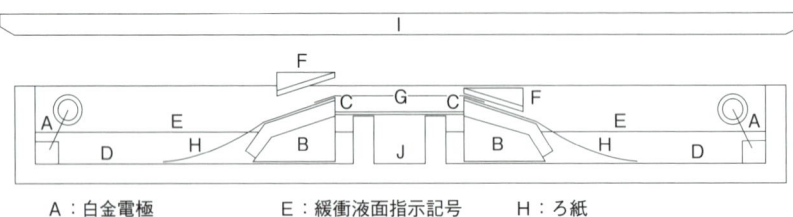

A：白金電極　　　　　　E：緩衝液面指示記号　　H：ろ紙
B：泳動膜支持板　　　　F：押え板（CA膜の重石）I：ふた（ガラス板）
C：支持板の角（かど）　G：泳動用CA膜　　　　 J：中央区画
D：電極槽（緩衝液）　　　（セファデックスなど）

図2-10　CA膜泳動装置の概略図

基礎知識

セルロースアセテート（CA）膜電気泳動について

　セルロースアセテート（CA）膜電気泳動法は，電解質性粒子の荷電状態の差を利用した分画法である。溶液状態にある荷電粒子をある電場におくと，粒子はその荷電量に応じた速さで電極に向かって移動する。この現象を電気泳動（Electrophoresis）と呼ぶ。泳動の速さは，荷電粒子の荷電量（イオンの電荷），電場の強さ（V/cm），移動に対する流体の抵抗に依存する。流体の抵抗は，溶媒の性質（イオン強度，粘度，温度など）や荷電粒子の大きさなどに影響を受ける。

　「たんぱく質」はアミノ酸の重合したものであるからアミノ酸と同様に陽イオンと陰イオンの両極性をもつ荷電粒子としての性質をもつ。たんぱく質の等電点（荷電0のときのpH）より酸性側の溶液では「＋」に荷電し，アルカリ側では「－」に荷電する。たんぱく質溶液に直流電圧をかけると，「＋」に荷電したたんぱく質分子（荷電粒子）は陰極に，「－」に荷電した場合は陽極に向かって移動する。

血清たんぱく質の等電点

　血清たんぱく質の等電点は概ね4.5～7.5の範囲に含まれる。緩衝液のpHがたんぱく質の等電点に等しいときはそのたんぱく質の荷電は0となるのでどちらの極にも移動しない。一方，血清たんぱく質をpH8.0の緩衝液に溶かしたとすると，pH8.0はどの血清たんぱく質の等電点よりもアルカリ側であることから，すべての血清たんぱく質は「－」に荷電し，電気泳動によって陽極側に向かって移動する。逆に，pH4.0の緩衝液を用いれば，すべてのたんぱく質は陰極側に向かって動くことになる。

●等電点の例

アルブミン　　　　4.7　　　トランスフェリン　5.9
マクログロブリン　5.4　　　γ-グロブリン　　　7.3

❶ 図2-10に従って泳動槽を組み立てる（泳動膜支持板（B）の設置）
　2枚の泳動膜支持板（B）の間隔（支持板の角（C）ともう一方の角（C）との間）が5cm程度になるように泳動膜支持板（B）を設置する

❷ ベロナール・ベロナールソーダ緩衝液を，泳動槽内の電極槽（D；左右2か所）に，同量ずつ（両槽に200〜250mL程度）入れる

❸ ブリッジ用ろ紙（24.5cm×10.0cm）を電極槽の緩衝液で濡らし，その一方の長辺を支持板の角（C；支持板の泳動槽中央側の上縁）に合わせ，支持板上のろ紙面に気泡が残らないように貼りつける
　他方側のろ紙長辺は電極槽の緩衝液中に浸すように垂らす

❹ 《CA膜の準備》を参照し，支持板間（B-B）にCA膜を渡す（架橋する）

❺ 《試料の塗布》を参照し，CA膜に試料（血清）を塗布する

❻ 《通電》を参照し，泳動装置と電源装置を接続する
　主電源（装置背面）が入っていないことを確認した後，膜の通電方向に従って，泳動槽と電源装置を赤・黒の接続コードで接続する

❼ 《染色》を参照し，CA膜を染色する

❽ 《膜の洗浄》を参照し，CA膜を脱色する

❾ 《観察》を参照し，CA膜を観察後，切断する

❿ 《分画抽出および比色》を参照し，分画抽出，比色，および計算をする

(1) セルロースアセテート（CA）膜の準備

❶ CA膜は，泳動用として各班人数分×2枚，使用する大きさ（2×6cm）に切断する
ひずみ防止（電流安定）用のCA膜（約1×6cm）2枚も用意しておく

☞膜は非常にもろいので，取り扱いには細心の注意を払うこと。
☞膜は常にピンセットで取り扱い，指で直接膜に触れないようにする。
☞膜切断面にギザギザや割れがあると泳動像の乱れの原因となる。

❷ 切断したCA膜の隅を，ピンセットでつまみ緩衝液中に片面より浮かせるように入れ，その後静かに沈める（このとき，白斑が膜面に残らないように注意する）
CA膜を一気に液に入れると，膜内に気泡が残り，白斑を生じやすい
白斑が生じた膜は使用できない
乾燥後，気泡を生じないように再度湿潤させる

❸ ピンセットでCA膜をとり出して，ろ紙で挟み軽く押さえるようにして，膜面の余分な緩衝液（水分）をとり除く

☞膜を乾燥させないように注意を払う。

❹ CA膜を支持板（B）上のろ紙と5mm程度重ねてのせる

☞重ねた部分に気泡が生じないように注意を払う。

❺ 等間隔になるようCA膜を架ける
CA膜の相互の間隔は2～5mm程度が適当

❻ 試料塗布用CA膜の両端に，ひずみ防止用CA膜を架ける

☞CA膜は，通電方向に正しく（垂直に）架けること。
☞CA膜は，まっすぐにピンと貼ること。たるみは泳動像の乱れの原因となる。

❼ 膜の両端を押え板（F）で押える

(2) 試料の塗布

❶ 血清の塗布量は，膜幅1cmあたり約1.8（1枚あたり3.0～4.0）μLとする
塗布前と塗布後のマイクロピペットの目盛（値）を読むこと

❷ CA膜の塗布位置に鉛筆で薄く印をつける
陰極（−）側の支持板から約1cm（概ね膜の長さの2：8の位置）

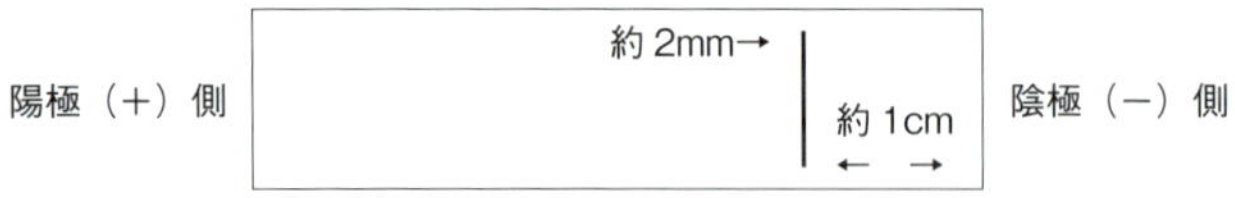

```
                   約2mm→
陽極（+）側              |         陰極（−）側
                     約1cm
                     ← →
```

図2-11　CA膜の使い方

❸ 血清を塗布する
血清を定量用マイクロピペットの最上段の目盛（0）まで吸い上げ，ピペットの先端の液滴を拭きとった後，膜面の塗布位置片端に，ピペットの先端を軽く垂直に当てて，通電方向に直角に，直線上に，均一に，塗布する
適当な長さの線が引けたら，今引いた線の上を逆に辿るようにしながら，ピペットを膜面より離す
ふた（I，図2-10参照）を定規代わりに用いるとよい

☞この塗布時に，膜側面部の2mm程度は開けておく。切断（側）面まで塗布すると，平行な泳動が得られない。

❹ 塗布量を記録する

（3）通　電

❶ 試料の塗布が済んだら，泳動槽にふたをし，電源装置背面の主電源スイッチが「切」状態であることを確認のうえ，通電方向を確認して，コードを接続する
通常赤色のコード類は陽極（＋）側，黒色のコード類は陰極（－）側を表している

☞ プラグを十分に押し込むこと。
☞ 出力端子には高圧がかかっているので素手で触れないこと。

❷ 電源装置の主電源スイッチを入れる（「・」側にする）

❸ 通電量の設定を行う
通電量は，泳動槽にセットしたCA膜の膜幅1cmあたり0.6（0.4〜1.0）mAの定電流で行う

1. ［V］ボタンを1回押す。LED表示が点滅する。▽△ボタンを用いて電圧「400」Vを表示させ，もう一度［V］ボタンを押す（点滅 → 点灯）
2. ［mA］ボタンを1回押す。LED表示が点滅する。▽△ボタンを用いて定電流「希望の設定数値（前項4.参照）」mAを表示させ，もう一度［mA］ボタンを押す（点滅 → 点灯）

☞ 定電流設定値の目安：0.6mA ×（2cm × 人数 + 2cm）→ 整数にする（四捨五入）。

❹ 通電時間の設定を行う
［TIME］ボタンを押す。LED表示部が点滅する。▽△ボタンを用いてタイマーを40分にセットする。もう一度［TIME］ボタンを押すことで設定終了（点滅 → 点灯）

☞ 通電時間の目安は，全分画の展開距離が3〜4cmになるまでとする。通常，常温で30〜40分程度（夏期20分程度，冬季50分程度）。

❺ 通電を開始する
［RUN/STOP］ボタンを押す（OUTランプが点灯）

❻ 通電を終了する
設定時間が終了するとアラームが鳴る（5回鳴動），電源装置のスイッチを切る

❼ 泳動を確認する
血清アルブミンの位置が塗布位置より3〜4cm移動したことを確認する
移動距離が3cm未満の場合は再通電する

☞ 泳動距離が少なく追加の泳動を行う場合は，通電の電極（＋／－）を切り替えない。
☞ 連続して新たな(新規に)泳動を行う場合は，通電の電極（＋／－）と塗布位置を毎回替える。

（4）染　　色

① （染色の準備）染色容器に染色液 100mL を入れる

② 泳動（通電）終了後，膜を傾けないように，両手にピンセットをもって膜を静かに摘んで，泳動槽より膜をとり出す
☞ 膜表面の塗布サンプル（たんぱく質）はまだ膜に固定化されていない。

③ 次いで，（膜を染色液に浸すとき）膜を静かに染色液に浮かせ，膜の片面（裏面）から染色液が染み込むようにする
☞ 染色液が膜に染み込むことで，染色液中に含まれるトリクロロ酢酸（TCA）により，たんぱく質が膜に固定される。

④ 染色液が膜に染み込んだら，膜を染色液に沈め，液に２分間浸す（染色）

（5）膜の洗浄（非たんぱく質部分の脱色）

① （脱色の準備）3個の脱色用容器（A，B，Cとする）それぞれに，脱色液（1％酢酸溶液）100〜150mLを入れる

② 2分間の染色後，膜の一端をピンセットでつかみ，CA膜を染色液からとり出す
ろ紙で余分な染色液（の滴）を吸いとってから，手早く脱色液Aの容器に移す
☞ CA膜の乾燥が進むと脱色されにくくなる。

③ 膜の一端をピンセットでつかみ，AのバットからBのバットへ，そしてCのバットへと各々2分間ずつ揺り動かしながら移し，ブランク（たんぱく質の付着していない）部分が白く（無色に）なるまで行う
☞ 脱色液の汚れ（色の移動）を少なくするため，各容器間で「膜」を移す際には，余分な滴をとること。
☞ Aの脱色液が汚れてきたら新しい脱色液に入れ替え，B → C → Aの順に脱色（洗浄）する。

④ 脱色後，ろ紙に挟んで乾燥させる
☞ 乾いた膜は，たんぱく質部分を除き再び白色となる。

⑤ 染色された膜の色の濃淡や位置について正確にスケッチする
☞ スケッチは，必ず，レポートに貼付して提出すること。

（6）観　　察

① 泳動膜（標本）をよく観察し，泳動バンド（層）の位置・形・濃淡を，原寸大（2 × 6cm）で正確にスケッチする
着色部分の位置，形，色，濃淡を正確に描く

② アルブミン分画（最も移動距離が長く，濃い単一のバンド）とグロブリン分画（アルブミンを除く，アルブミンより色がやや薄い濃淡のある複数（通常4〜5本）のバンド）を確認する
血清たんぱく質を含まない部分をブランクという

③ 企画別色素抽出の準備のため，アルブミン分画，グロブリン分画，およびブランク（バンドがない部分 ＝ 着色のない部分）に切断する
☞ グロブリン分画の大きさを目安にアルブミン分画の大きさをそろえる。その他をブランクとする。それぞれの画分の大きさが概ね等分になることが望ましい。
☞ ①のスケッチには，必ず③の切断位置を描いておくこと。

（7）分画抽出および比色

3等分した泳動膜（標本）のそれぞれをさらに細断し，5.0mLの抽出液（0.01mol/L水酸化ナトリウム溶液）で5〜10分間揺り動かしながらたんぱく質で着色した色素を抽出する。それぞれが混同しないように試験管（小）に名前を書いておくこと。

❶ 3本の試験管（小）を用意し，これに0.01mol/L水酸化ナトリウム溶液5.0mLを入れる

❷ それぞれを「アルブミン分画」「グロブリン分画」「ブランク」として，脱色済みの膜を入れ，残存着色を抽出する

❸ 波長508nmで，抽出液（0.01mol/L水酸化ナトリウム溶液）原液が吸光度「0」であることを確認した後，各人のブランクおよびサンプルの抽出液を測光する（吸光度を測定する）

❹ 測光値からA/G比を求める
　　アルブミンの測光（比色）値
　　　＝（アルブミン分画の測光値 − ブランクの測光値）
　　グロブリンの測光（比色）値
　　　＝（グロブリン分画の測光値 − ブランクの測光値）

$$A/G比 = \frac{アルブミンの測光値}{グロブリンの測光値}$$

課題

（1）2種類（正常・異状）のサンプルを測定して得られた結果は？ 正常値と異状値の違いの成因（異状サンプルとは何が異状か）を考えてみよう。
（2）同じサンプル，同じ器機を用い，同じような作業を進めて同じ結果（値）を得ることができたか。もし結果が異なっていた場合，原因，そして改善方法を考えてみよう。
（3）本実習のフローチャートを作成しよう。
（4）A/G比に影響を与える因子について調べてみよう。
（5）血清たんぱく質の分類，役割，基準値を調べてみよう。
（6）生体における血液の役割について調べてみよう。
（7）血漿と血清の違いは何か考えてみよう。
（8）臨床検査における血漿と血清の長所と短所について調べてみよう。
（9）血清に含まれる成分とその役割，および基準値とその異常について調べてみよう。

4 プロテアーゼによる卵白たんぱく質の消化

　たんぱく質を加水分解する酵素の総称をプロテアーゼという。ヒト消化管で作用する主要なプロテアーゼには，胃からのペプシン（胃内で作用），膵臓からのトリプシン，キモトリプシン（小腸管腔内で作用）がある。これらのプロテアーゼによって，たんぱく質はある程度の長さをもつペプチドにおおまかに切断され，さらに小さなオリゴペプチドに分解される。

　※膵液にはカルボキシペプチダーゼも含まれるため，少量のアミノ酸も生じる。

✴ 目　的
　この実験では，プロテアーゼによる卵白たんぱく質の消化について理解する。

準備する試薬
- □ 0.1mol/L リン酸緩衝液（pH8.0）
- □ 卵白20倍希釈液
  - 〔調製法〕卵黄と卵白を分離した後，卵白 2.5g をビーカーにとり，0.1mol/L リン酸緩衝液（pH8.0）約 20mL を加えてよくかき混ぜる。これをメスフラスコ（50mL）に入れ，ビーカー内をリン酸緩衝液で洗いながら定容する
- □ 粗酵素液
  - 〔調製法〕市販のブタ膵臓由来パンクレアチン 20mg を 0.1mol/L リン酸緩衝液（pH8.0）10mL に懸濁する
- □ 10%（w/v）トリクロロ酢酸溶液
- □ 0.2mol/L ホウ酸緩衝液（pH9.4）
- □ 4 mmol/L 2,4,6-トリニトロスルホン酸（TNBS）溶液
- □ 18 mmol/L 炭酸ナトリウムを含む 2mol/L リン酸二水素ナトリウム溶液
- □ 2 mmol/L グリシン溶液

準備する器具
- □ 遠心管　　□ 試験管　　□ マイクロピペット　　□ ウォーターバス

準備する装置
- □ 恒温水槽　　□ 遠心分離機　　□ 分光光度計

📖 基礎知識

鶏卵のたんぱく質
　卵白にはオボアルブミン，オボトランスフェリン，オボムコイドなどの多種類のたんぱく質が存在する。また，卵黄にも低密度リポたんぱく質，リベチン，ホスビチンなどを含む。卵白と卵黄のたんぱく質含有比は 64：36 であるが，卵白はほとんど脂質を含まない。

パンクレアチン
　ブタなどの膵液中酵素の混合物をいう。重要なものは α-アミラーゼ，トリプシン，リパーゼである。黄白色の粉末で，消化酵素剤として膵液の分泌が不足する場合に投与される。胃腸薬の成分として市販されている。

たんぱく質の消化と吸収

　たんぱく質は，胃液中のペプシンによってある程度加水分解された後，小腸において膵液中のたんぱく質分解酵素によって管腔内消化を受ける。膵液中のたんぱく質分解酵素の多くは，トリプシン，キモトリプシンなどのペプチド鎖中央部分の結合を切断するエンドペプチダーゼである。また，膵液にはエキソペプチダーゼ（カルボキシペプチダーゼ）も含まれるため，少量のアミノ酸も生じる。管腔内消化によって生じたオリゴペプチドは，小腸吸収細胞の微絨毛膜にあるオリゴペプチダーゼの作用によってアミノ酸，ジペプチド（あるいはトリペプチド）まで分解してから微絨毛膜の吸収担体によって細胞内に取り込まれる。

（1）パンクレアチンによる卵白たんぱく質の消化

❶ 8本の遠心管を用意し，それぞれに卵白20倍希釈液 2mL を採取する

❷ 4本は100℃の温浴中で15分間加熱する　　　　　4本はそのまま置いておく

❸ 2本に 0.1mol/L リン酸緩衝液 1mL を加える　　2本にパンクレアチン溶液 1mL を加える　　2本に 0.1mol/L リン酸緩衝液 1mL を加える　　2本にパンクレアチン溶液 1mL を加える

❹ 37℃の恒温水槽で30分間加温する

❺ 10%トリクロロ酢酸溶液 1.5mL を加え，反応を止める

❻ 遠心分離（1,500rpm，10分間）する

（2）TNBS法によるアミノ基測定

❶ 上記の遠心分離によって得られた上澄を，試験管にそれぞれ 0.4mL 採取する

❷ 0.2mol/L ホウ酸緩衝液（pH9.4）2mL を加える

❸ 4 mmol/L トリニトロスルホン酸溶液 1mL を加える

❹ 30分間，室温で放置する

❺ 18 mmol/L 炭酸ナトリウムを含む 2mol/L リン酸二水素ナトリウム溶液 1mL を加える

❻ 波長 420nm での吸光度を測定する

> **ワンポイントアドバイス**
> TNBS法の代わりにトリクロロ酢酸で除たんぱくした上澄液を用いて，ローリー反応を試みることもできる。

> **ワンポイントアドバイス**
> あらかじめ，グリシン溶液を用いて検量線を作成しておく。5本の試験管を用意し，2 mmol/L グリシン溶液をそれぞれ0，0.1，0.2，0.3，0.4mL 採取し，蒸留水を加えて総量を 0.4mL にする。以降はTNBS法によるアミノ基の測定方法に従う。グリシン溶液から得られた吸光度を用いて検量線（横軸グリシン濃度，縦軸吸光度）を作成し，パンクレアチン処理で得られた測定値をグリシン濃度に換算する。

> **ワンポイントアドバイス**
> 気泡が生じるので，吸光度を測定の際は気泡を除いてから測定する。

課題

（1）卵白たんぱく質の加熱処理による膵プロテアーゼの作用に関する影響を考察しよう。
（2）消化液の pH の性状と，それぞれの消化酵素の至適 pH の相関について確認しよう。

5 アミノ酸の薄層クロマトグラフィー

薄層クロマトグラフィー（thin layer chromatography；TLC）は，糖質，脂質，アミノ酸，色素などの分離および確認に利用されている。その特長として，操作が簡単であること，展開時間が短いこと，微量なサンプル量で分離検出が可能であること，展開剤および呈色試薬の種類により選択的検出が可能であることなどがあげられる。

❋ 目　的
本実験では，アミノ酸の混合液からTLC法による分離および検出を行う。

準備する試薬
- □アミノ酸標準混合液A：トリプトファン，フェニルアラニン，メチオニン，アラニン，プロリン，リシンの6種類をそれぞれ1％（w/v）含む
- □アミノ酸混合液B：アミノ酸標準混合液Aに含まれるもののうち3種類のみを混合した未知混合液
- □展開溶媒：1-ブタノール・酢酸・水（4：1：1，v/v/v）の割合で混合する
- □発色剤：ニンヒドリンを0.2％（w/v）となるように1-ブタノールに溶解する

準備する器具
- □シリカゲル薄層板
- □ガラス毛細管（またはマイクロピペット）
- □噴霧器
- □ホットプレート

準備する装置
- □展開槽

📖 基礎知識

薄層板（クロマトプレート）
シリカゲル，セルロース，珪藻土などの吸着剤をガラス板やプラスチック板に薄層にしたものが市販されている。もちろん，自分で作成してもよい。

物質の同定確認
試料をスポットした原点の場所から，展開後に展開剤が達した浸透先端までの距離に対して試料が移動した距離の比率を移動率（rate of flow；Rf）という。このRfは展開剤の種類により固有の値を示すので，文献等で既知のRf値を比較することにより個々の成分が同定できる。しかし，実験条件の違いにより微妙なズレを生じることがあるので，標準となる試料を同一条件で展開し，その結果から求めたRf値と比較するほうが確実である。

$$Rf = \frac{\text{原点から移動後のスポットの中心までの距離（cm）}}{\text{原点から展開溶媒の到達位置までの距離（cm）}}$$

表2-3　アミノ酸のRf値

アミノ酸（略号）	1-ブタノール・酢酸・水（4：1：1）	1-プロパノール・34％アンモニア（7：3）
アラニン（Ala）	0.27	0.39
リシン（Lys）	0.05	0.18
メチオニン（Met）	0.40	0.51
フェニルアラニン（Phe）	0.49	0.54
プロリン（Pro）	0.19	0.37
トリプトファン（Trp）	0.56	0.55

（出典：林淳三・浅野　勉・木元幸一・倉沢新一・小畠義樹・藤森直江『新訂生化学実験』建帛社，2006，p.48）

❶ 薄層板の下端から 1.5cm のところに鉛筆で薄く印をつける

❷ ガラス毛細管を用いて，アミノ酸標準混合液Aとアミノ酸混合液Bをスポットする

❸ 試料を十分に乾燥させ，展開槽内に入れる

❹ 展開溶媒が上端から約 1cm まで達したら，薄層板をとり出す

❺ 到達点に鉛筆で印をつけ，風通しのよいところで風乾する

❻ 発色剤を均一に噴霧する

❼ 120℃のホットプレートにて数分間加熱する

> **ワンポイントアドバイス**
> 試料は，薄層板上のシリカゲルに傷をつけないように注意しながら，できるだけ小さく塗布する（塗布する液量は 5〜20μL）。

> **ワンポイントアドバイス**
> 液量が多いときはドライヤーなどで乾燥しながら行うとよい。

> **ワンポイントアドバイス**
> 展開溶媒は，展開槽に深さ約 0.5cm になるように入れ，槽内の飽和を助けるために，展開溶媒を浸したろ紙片を展開槽の内壁に貼りつけるとよい。

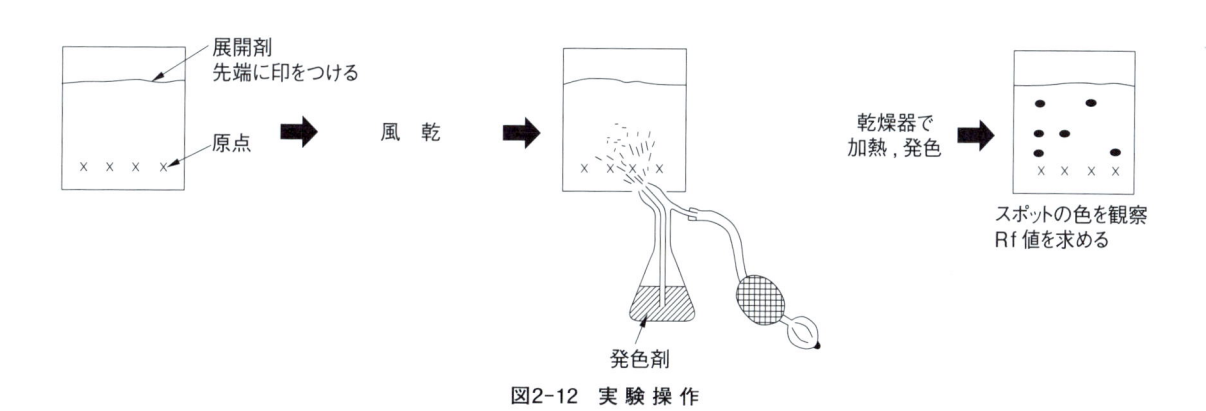

図2-12 実験操作

課題

（1）アミノ酸混合液Aに含まれる6種類のアミノ酸のRf値を求め，文献値と比較してみよう。

（2）アミノ酸混合液Bに含まれる3種のアミノ酸を同定してみよう。

3. 脂　　　質

1 脂質の定性

脂質成分には中性脂肪，リン脂質，コレステロールなどがあげられる。ここではこれらの各成分に特有の溶解性，乳化反応，コレステロールの反応を行い，脂質の多様性を理解する。

（1）溶　解　性

中性脂肪は分子に極性がほとんどなく，極性の小さい溶媒に溶けやすい特性があり，その一方，リン脂質はリン酸部分をもつため極性の小さい溶媒には溶けにくい特性がある。

※ 目　　　的

この実験では，中性脂肪とリン脂質の溶解性の違いを理解する。

準備する試料

中性脂肪　□大豆油　　　□豚脂
リン脂質　□レシチン　　□ホスファチジルエタノールアミン

準備する試薬

□アセトン　　□エタノール　　□クロロホルム　　□ジエチルエーテル

準備する器具

□試験管（20本 × 班）　　□回収びん（適宜）

準備する装置

□ドラフトチャンバー　　□試験管ミキサー（1台 × 班）

❶ 試験管に大豆油・豚脂・レシチン・ホスファチジルエタノールアミン
（液体は 0.5 mL，固体状はスパーテルで少量）を各5本ずつとる

❷ 水・アセトン・エタノール・クロロホルム・ジエチルエーテルの5種
2 mL ずつを，各試料の5本の試験管それぞれに加える

❸ かき混ぜる

❹ 観察する

（2）乳化反応

　油脂はグリセリンと脂肪酸がエステル結合のため，疎水性で水に溶けない。このように，本来溶け合わない物質が乳化剤の存在により，疎水基は油，親水基は水と混じり合い，分散した状態を乳化という。乳化には，分散媒が水で分散質が油である水中油滴型（O/W型）とその逆である油中水滴型（W/O型）がある。O/W型としては，牛乳，生クリーム，マヨネーズなどがあり，W/O型としてはバター，マーガリンなどがある。

※ 目　的
　この実験では，乳化剤の有無や違いによりその反応の違いを理解する。

準備する試料
　□大豆油　　□卵黄　　□大豆レシチン　　□石ケン水

準備する器具
　□試験管（4本×班）　　□試験管立て　　□駒込ピペット（5mL）　　□回収びん（適宜）

準備する装置
　□ドラフトチャンバー　　□試験管ミキサー（1台×班）

❶ 大豆油 1mL を4本の試験管に入れる
　↓
❷ 4本の試験管に水 2mL を加える
　↓
❸ かき混ぜる
　↓
❹ 1本の試験管に卵黄，1本に大豆レシチン，1本に石ケン水を少量加える
　↓
❺ 1本の試験管は何も加えず，対照とする
　↓
❻ かき混ぜる
　↓
❼ 静置する
　↓
❽ 観察する

3　脂質

（3）コレステロールの反応

　コレステロールは細胞膜成分であるほか，ステロイドホルモン，胆汁酸など，重要な生理機能をもつ化合物である。血液中のコレステロール含量が高い高脂血症は，動脈硬化の原因となる。

❋目　的

　この実験では，リーベルマン・ブルヒアルト（Liebermann-Burchard）反応とサルコフスキー（Salkowski）反応を行い，コレステロールの特異的な反応をみる。

実験1：リーベルマン・ブルヒアルト反応

準備する試料
- □コレステロール

準備する試薬
- □クロロホルム　　□無水酢酸　　□濃硫酸

準備する器具
- □試験管（1本×班）　　□試験管立て　　□回収びん（適宜）

準備する装置
- □ドラフトチャンバー　　□試験管ミキサー（1台×班）

基礎知識

リーベルマン・ブルヒアルト反応とは

　コレステロールに無水酢酸と濃硫酸を加えると，ステロニウム塩を生成し，脱水されて共役ジエン構造をもつ赤色物質を形成する。ステリン酸が存在すれば淡紅→紫→青緑色と変色していく特異的な反応である。

---

❶ 試験管にコレステロール2〜3mgをとる
　↓
❷ クロロホルム1mLを加える
　↓
❸ かき混ぜる
　↓
❹ 無水酢酸1mLを加える
　↓
❺ かき混ぜる
　↓
❻ 濃硫酸1滴を静かに滴下する
　↓
❼ 溶液の色を数十秒間観察する

実験2：サルコフスキー反応

準備する試料
- □ コレステロール

準備する試薬
- □ クロロホルム　　□ 濃硫酸

準備する器具
- □ 試験管（1本×班）　□ 試験管立て　□ 紫外線照射器　□ 回収びん（適宜）

準備する装置
- □ ドラフトチャンバー　□ 試験管ミキサー（1台×班）

基礎知識

サルコフスキー反応とは

ステロール類の存在によりクロロホルム層（上層）は血赤色→桜色→紫色となり，硫酸層（下層）は緑色蛍光を放つ特異的な反応である。

1. 試験管にコレステロール2～3mgをとる
2. クロロホルム1mLを加える
3. 濃硫酸1mLを試験管壁に沿って静かに加える
4. 2層を形成させる
5. 静置する
6. クロロホルム層と濃硫酸層の各層の色の変化を見る
7. かき混ぜる
8. 下層の硫酸層の蛍光を観察する
9. 暗所で紫外線を当てて観察する

☞ 有機溶媒を使用する場合は火気，換気に注意し，ドラフトチャンバーなどを使用する。
☞ 有機溶媒や残った検体の脂質も回収びんに回収する。

課題

(1) 中性脂肪とリン脂質の溶解性の違いを考えてみよう。
(2) 乳化反応では，水中油滴型と油中水滴型に分けてみよう。
(3) 生体内でのコレステロールの役割を調べてみよう。

2 TLCによる脂質の同定

　脂質には，生体内でエネルギー貯蔵として働くトリグリセリドや，細胞膜の構成成分として働くリン脂質やコレステロールなどがある。脂質は，水には溶けないが，クロロホルム，エーテル，ベンゼンなどの有機溶媒によく溶ける。食品成分として多い中性脂肪であるトリグリセリドは，膵臓から分泌されるリパーゼによって消化される。

✳ 目　的

　この実験では，卵黄に含まれる脂質を有機溶媒で抽出し，それらの種類を薄層クロマトグラフィー（thin layer chromatography，以下TLCと略す）で調べ，また消化酵素のリパーゼやホスホリパーゼにより，どのように脂質を加水分解するのかを理解する。

準備する試薬

□ 10m mol/L 塩化カルシウム含む 10m mol/L トリス-塩酸緩衝液（pH7.4）（200mL / 6班分）
　〔調製法〕
　① トリスヒドロキシメチルアミノメタン 0.24g をビーカーにとり，約 180mL の精製水を加えて溶解する
　② 希塩酸（0.1mol/L）を加えながら pH7.4 に合わせる
　③ 200mL にメスアップする
　④ 塩化カルシウムを 0.22g 加える

□ 卵黄希釈液（6mL / 6班分）
　〔調製法〕 卵黄 3mL に調製した緩衝液 6mL を加え，試験管（大）内で作製し，駒込ピペットで 5mL 混合する

□ リパーゼ溶液（5mg/mL）（3mL / 6班分）
　〔調製法〕 リパーゼ 15mg を調製した緩衝液 3mL に溶解する

□ ホスホリパーゼ溶液（1mg/mL）
　〔調製法〕 ホスホリパーゼ 3mg を調製した緩衝液 3mL に溶解する

□ クロロホルム：メチルアルコール（1：1，v/v）混液 100mL／クラス分
　〔調製法〕 クロロホルム 100mL にメチルアルコール 100mL を加え，分注器にセットする

□ 標準脂質（トリグリセリド，脂肪酸）（各々／6班分）
　〔調製法〕
　① トリグリセリド 8.9mg を調製した混液 10mL に溶解して約 1m mol/L とする
　② 脂肪酸 5.6mg を調製した混液 10mL に溶解して約 2m mol/L とする
　③ ホスファチジルコリン 7.8mg を調製した混液 10mL に溶解して約 1m mol/L とする
　④ リゾホスファチジルコリン 10.4mg を調製した混液 10mL に溶解して約 2m mol/L とする

□ 展開溶液 200mL/6 班分
　〔調製法〕
　① 中性脂肪用：石油エーテル 140mL：エーテル 60mL：酢酸 2mL を加えて混和する（石油エーテル：エーテル：酢酸，70：30：1，v/v）
　② リン脂質用：クロロホルム 130mL にメタノール 50mL と精製水 8mL を加えて混和する（クロロホルム：メタノール：水：65：25：4，v/v）

□ 10％リンモリブデン酸エタノール溶液 100mL / 6 班分
　〔調製法〕 リンモリブデン酸 10g にエタノール 100mL を加えて混和する

準備する器具

- ☐ 試験管（3本×班）
- ☐ オートピペット（200μL）（1×班）
- ☐ キャピラリー（10本×班）
- ☐ 噴霧器（クラスに1本）
- ☐ 乾燥器あるいはホットプレート（クラスごと）
- ☐ 試験管（大）（1本×クラス）
- ☐ TLC（5cm × 10cm）（2枚×班）
- ☐ 分注器（1〜5mL）
- ☐ 新聞紙（適宜）
- ☐ 回収びん（適宜）

準備する装置

- ☐ ドラフトチャンバー
- ☐ 試験管ミキサー（1台×班）
- ☐ 展開槽（台ごと）
- ☐ 恒温水槽（台ごと）

基礎知識

加水分解

リパーゼによるトリグリセリドの加水分解は，トリグリセリド→ジグリセリド＋脂肪酸1つ→モノグリセリド＋脂肪酸2つ→グリセリン＋脂肪酸3つのように分解されてから体内に吸収される。

ホスホリパーゼによるホスファチジルコリンの加水分解は，ホスファチジルコリン→リゾホスファチジルコリン＋脂肪酸1つのように分解されてから体内に吸収される。

実験1：

1. 3本の試験管に卵黄希釈液 0.1mL を採取し，A・B・Cとする
2. Aに緩衝液 0.1mL を加える　　Bにリパーゼ溶液 0.1mL を加える　　Cにホスホリパーゼ溶液 0.1mL を加える
3. かき混ぜる
4. 37℃の恒温水槽で20分間加温する
5. クロロホルム：メチルアルコール混液を分注器で 2mL 加える
6. かき混ぜる

3. 脂質

実験2：

① 展開槽を準備する
（中性脂肪用には中性脂肪用の展開溶媒，リン脂質用にはリン脂質用の展開溶媒を入れる）

② TLCにA，B，C，トリグリセリド，脂肪酸をスポットする（図2-13）

③ 別のTLCにA，B，C，ホスファチジルコリン，リゾホスファチジルコリンをスポットする（図2-14）

④ 中性脂肪用展開槽に図2-13のTLCを入れる

⑤ リン脂質用展開槽に図2-14のTLCを入れる

⑥ 展開する

⑦ マーキングする（展開溶媒がプレートの上端から2cmまで上昇したらとり出す）

⑧ 乾燥する

⑨ 発色する（ドラフトチャンバー内で行う）

⑩ 100℃の乾燥器で5〜10分間加熱する（ホットプレートを用いてもよい）

⑪ 各脂質の位置，色の濃さをスケッチする

⑫ Rf値により同定する

> **ワンポイントアドバイス**
> キャピラリーは垂直に押し当てるようにする。

☞ TLCにキズをつけないようにくれぐれも注意する。
☞ マーキングするときは鉛筆を使用する。

> **ワンポイントアドバイス**
> ● 1回のスポットで広がる直径は5mm以内を目安にする。
> ● Aは5回，BとCは10回スポットする。
> ● 標準品は各々3回スポットする。

☞ 展開の途中で展開槽のふたをあけない。

☞ 有機溶媒や残った検体の脂質も回収びんに回収する。

◆Rf（rate of flow）値の求め方

$$Rf = \frac{\text{TLCにスポットした点（原点）から各脂質の移動距離}}{\text{TLCにスポットした点（原点）からの展開溶媒の移動距離}}$$

　この式によっても求められる Rf 値は使用するTLCと展開溶媒に対する物質の固有の値である。

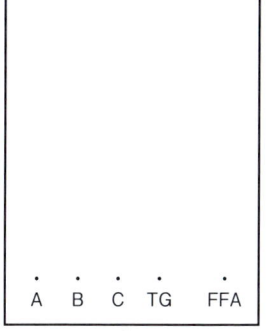

```
. . . . .
A B C TG FFA
```
TG：トリグリセリド
FFA：脂肪酸

図2-13　TLC（中性脂肪用）のスポット（例）

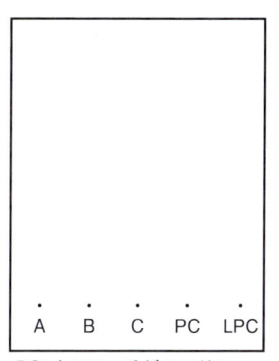

```
. . . . .
A B C PC LPC
```
PC：ホスファチジルコリン
LPC：リゾホスファチジルコリン

図2-14　TLC（リン脂質用）のスポット（例）

3. 脂質

課題

(1)　それぞれのRf値を求めて各脂質の同定を行ってみよう。
(2)　卵黄はリパーゼによりどのように分解されたのか考えてみよう。
(3)　酵素反応には基質特異性があるが，中性脂肪用のTLCとリン脂質用のTLCのCのレーンを見て，わかることを述べてみよう。

3 過酸化脂質の測定（TBA法）

　さまざまな酸化ストレスにより生成された過酸化脂質は生体組織機能を障害して種々の疾患や老化にかかわっている。例えば動物実験で，四塩化炭素肝障害や肝切除後の肝再生時などの酸化ストレス時期に肝臓過酸化脂質が増加することが知られており，過酸化脂質は組織障害の指標として有用である。そしてこの増加抑制にはさまざまな栄養因子（抗酸化ビタミンや抗酸化酵素）が関与することが考えられる。本実験では単に生体組織の過酸化脂質を測定するに留めるが，さまざまな条件の変更により，栄養因子の関与の可能性を検討できる基となることを期待するものである。

　チオバルビツール酸（TBA）法は古くから知られている簡便な過酸化脂質の測定法であり，さまざまな改良法が報告されている。TBA法はTBAが脂質過酸化最終産物のマロンジアルデヒド（MDA）と反応して赤色系化合物になるので，これを光度計で測定できる。しかし，TBAはMDAに加え，前駆体の脂質過酸化物はもとよりアミノ酸や糖などのアルデヒドとも反応するので，異なった組織間の過酸化脂質量の比較には注意が必要である。

※ 目　的
ラット肝臓組織の過酸化脂質量を測定する。

準備する試料
□動物実験で摘出した，なるべく新鮮なラット肝臓約 1g

準備する試薬
□TCA-TBA-HCl試薬：15% w/vトリクロロ酢酸，0.375% w/v 2 -チオバルビツール酸，0.35mol/L 塩酸。この溶液は湯煎で少し温めると溶ける
□BHT溶液：0.3%ブチルヒドロキシトルエン（2,6-di-*tert*-butyl -*p*-cresol）のエタノール溶液

準備する器具
□ビーカー（100mL，20mL）　　□栓付褐色試験管　　□ピペット　　□ウォーターバス　　□三脚
□ガスバーナー　　　　　　　　　□試験管立て　　　　□ガラス玉　　□シリコン栓

準備する装置
□分光光度計

📖 基礎知識

細胞障害と酸化ストレス
　外傷，熱，感染症，動脈硬化，アルツハイマー，老化などの多くの細胞障害が酸化ストレスと関連している。多くの疾患において組織障害は一般的にサイトカインやプロスタグランジン類などの炎症物質より誘導され，その障害過程で多くの活性酸素や活性窒素などの有害活性物質がつくられて酸化ストレスとなる。例えば貧食細胞による活性酸素の過剰な発生，アラキドン酸カスケードでの過酸化脂質の生成，細胞内Fe^{2+}，Cu^{2+}による脂質過酸化の誘導，生体内抗酸化物質分解による防御能低下，ミトコンドリア障害による活性酸素生成，キサンチン脱水素酵素からキサンチン酸化酵素への変換，細胞内カルシウム依存性活性酸素生成などが考えられる。酸化ストレス発生部位には複数種類のラジカル物質が発生していて，生体膜脂質，リポたんぱく質，たんぱく質，DNAは非酵素的に過酸化される。そしてこれらの酸化ストレスにより更なる組織障害をもたらす。特に生体膜脂質の脂肪酸に不飽和結合が多いことと酸素分子が脂溶性環境に溶解しやすいことから，有害活性物質の攻撃による過酸化反応を受けやすい。脂質の過酸化反応は，最初に脂質分子がラジカル物質の攻撃により脂質の炭素中心ラジカルになり，次に

膜に溶けている酸素分子と反応して過酸化されて連鎖反応が進み，複数の脂質ペルオキシラジカルが生成される。酸化ストレスの特徴はラジカル物質が発生した時間にその場所で障害が起こっていることである。ゆえに障害の程度を測定することによりラジカル物質発生の程度を予想できる。そして細胞障害が起こるときには複数の有害物質が発生することが多いので，障害を抑制するためにはあらかじめ複数種類の抗酸化物質を体内にとり込んでおくことが重要だろう。

❶ 新鮮な試料を氷冷した生理的食塩水の入ったビーカー（100mL）に入れる

❷ ハサミで細かく切り，余分な血液成分を洗い流す
上澄に血液の色がなくなるまで，生理的食塩水で数回洗う

❸ ろ紙小片上で切られた臓器を転がして余分な水分をとり，約1g（湿重量）量って氷冷したビーカー（20mL）に入れる

❹ 肝臓の9倍量の冷生理的食塩水を加え，氷水中でホモジナイズする

❺ 4本の試験管を用意し，1本目には蒸留水0.2mL，2，3本目にはホモジネート0.2mLをそれぞれとる

❻ それぞれの試験管に，蒸留水0.8mL，BHT溶液100μL，TCA－TBA－HCl試薬2mLを混和する

❼ ガラス玉で試験管のふたをし，沸騰水浴中で15分間加熱する

❽ 水道水を流しながら冷却する

❾ 遠心分離（3,000rpm，10分間）する

❿ 上澄を別の試験管に移して波長535nmでの吸光度を測定する
分子吸光度係数 $\varepsilon = 1.56 \times 10^5 M^{-1} cm^{-1}$ として試料のMDA濃度を計算する

> **ワンポイントアドバイス**
> TCA－TBA－HCl試薬やBHT溶液をとるときは，誤って口に入れるという事故を防ぐため安全ピペッターかマイクロピペットを使用する

> **ワンポイントアドバイス**
> 参考検討：過酸化脂質量を測定する前に，ホモジネートに0.1mmol/L塩化第一鉄を添加して，37℃で30分間インキュベートすると，脂質過酸化反応が誘導される。

課題

（1）生体内で非酵素的に過酸化脂質を生成させやすい状況や物質，生成を抑制する状況や物質について調べてみよう。

4 膵液リパーゼによる中性脂肪の分解

　膵液リパーゼは主に中性脂肪の1位と3位の脂肪酸エステル結合を加水分解する。膵液リパーゼの分解反応は段階的に進むので，反応中にさまざまな生成物ができる。カルシウムイオンとコール酸がリパーゼの活性を促進する。

✳ 目　的
　本実験では，膵液リパーゼの反応生成物を薄層クロマトグラフィーにより観察する。またリパーゼ作用に対するコール酸の影響について検討する。

準備する試料
- □中性脂肪（市販の植物油）

準備する試薬
- □エタノール
- □硫酸ナトリウム（無水）
- □22％塩化カルシウム溶液
- □酵素液（ブタ膵臓リパーゼ 100mg/10mL トリス緩衝液）
- □ジエチルエーテル
- □トリス緩衝液（1mol/L Tris（pH8.0））
- □1％コール酸ナトリウム溶液
- □6mol/L 塩酸

準備する器具
- □ねじ栓付試験管
- □メスシリンダー（10mL）
- □栓付褐色試験管
- □マイクロピペット
- □駒込ピペット（2mL）

準備する装置
- □恒温水槽

📖 基礎知識

中性脂肪の消化
　中性脂肪の消化は胃に分泌されるリパーゼで始まる。胃リパーゼはペプシノーゲンや胃酸とほぼ並行して胃底腺より分泌されるが，その分泌は消化管ホルモンのコレシストキニン（CCK）により抑制される。そして胃リパーゼはpH4付近で活性が強く，主に中性脂肪の3位のエステル結合を分解する。また長鎖脂肪酸よりも中鎖脂肪酸を含んだ脂肪を速く分解する。食事中に含まれる全中性脂肪の約25％は胃リパーゼにより消化される。胃リパーゼにより遊離した1,2-ジアシルグリセロールと脂肪酸は，胃内でのぜん動運動とともに脂肪の乳化を促進して小腸での膵臓リパーゼによる消化を効率化する。胃リパーゼは酸性リパーゼであるが，十二指腸に入ってpH6～7に上昇しても活性がある。新生児では膵臓リパーゼによる消化能力は低いが，母乳は中鎖脂肪の割合が高いので酸性リパーゼで効率よく消化される。また中鎖飽和脂肪酸，長鎖不飽和脂肪酸やモノアシルグリセロールには抗菌作用や殺菌作用があるので，乳児にとって胃リパーゼによる母乳脂肪の消化は特に重要である。
　小腸に入った脂肪は胆汁および膵液とよく混合されて消化されやすくなり，残りのほとんどは膵臓リパーゼによって小腸上部で消化される。膵臓リパーゼはセクレチンやCCKの刺激により胆汁やほかの消化酵素とともに小腸に分泌される。このことはCCKが胃リパーゼ分泌に対してネガティブフィードバックをかけるのとは対照的である。純粋な膵臓リパーゼはそのままでは胆汁－脂肪複合体には作用しにくく，膵臓リパーゼによる脂肪分解にはコリパーゼが必要である。コリパーゼは膵臓でつくられて前駆体の状態で膵液とともに分泌された後，小腸管腔でトリプシンにより活性化される。活性化されたコリパーゼは膵臓リパーゼと1：1の比率で結合して，膵臓リパーゼを複合体の脂肪界面に結合しやすくする。

膵臓リパーゼは主に中性脂肪の1位と3位のエステル結合を分解し，2-モノアシルグリセロールと脂肪酸を遊離する。消化された中性脂肪は胆汁によりミセル化されて小腸に吸収される。最終的には食事性中性脂肪の95％以上が吸収される。

❶ 2本のねじ栓付試験管に，トリス緩衝液 800μL，22％塩化カルシウム溶液 200μL，マイクロピペットで中性脂肪 2滴（約 20mg）をそれぞれ加える

❷ 1本に1％コール酸ナトリウム 100μL を加える　　1本に蒸留水 100μL を加える

❸ ねじ栓をして1分間激しく上下に振り，40℃の恒温水槽で保温する

❹ 酵素液 100μL を加えて混合し，40℃の恒温水槽で10分間震盪する（酵素反応）

❺ エタノール 1mL と 6mol/L 塩酸 100μL を加えて混合する（反応停止）

❻ ジエチルエーテル 2mL を加え，ねじ栓をして激しく上下に20回振る
上層のエーテル層を，別の新しいねじ栓付試験管に回収する
この抽出操作をあと2回繰り返して，1本のねじ栓付試験管に全エーテル層を合わせる（抽出）

❼ 回収されたエーテル層に，蒸留水 5mL を加えて激しく上下に20回振り，下層の水層を廃棄する
この操作をもう1回繰り返し，上層のエーテル層を，別の新しいねじ栓付試験管に移す

❽ エーテル層に硫酸ナトリウム約 1g を加えてよく振る

❾ エーテル層を栓付褐色試験管に移し，40℃の恒温水槽に浸けて窒素気流でエーテルを留去後に，クロロホルム 100μL を加えて，脂質を溶解する

❿ アルミホイルで遮光して-20℃で冷凍保存し，後日に薄層クロマトグラフィーで反応生成物を確認する

> **ワンポイントアドバイス**
> 操作が複雑で長くなるので，使う器具を間違えたりしないように十分に注意すること。特に＋コール酸と－コール酸で器具を別にして，反応液が汚染されないようにすること。

表2-4

	1mol/L Tris	22％塩化カルシウム溶液	中性脂肪	1％コール酸ナトリウム	蒸留水
＋コール酸	800μL	200μL	2滴	100μL	0μL
－コール酸	800μL	200μL	2滴	0μL	100μL

課題

（1）エーテル抽出操作（❹～❻の操作）の意味について説明しよう。
（2）反応中の反応液の変化について考えてみよう。
（3）リパーゼの作用に対するコール酸とカルシウムの影響の違いについて考えてみよう。

5 動物組織から総脂質の抽出

　生体組織や食品試料の脂質を分析するには，まず試料から脂質成分のみを抽出することである。生体試料からの脂質の抽出は，遊離の糖やアミノ酸のような非脂質成分の混入なしに定量的に行われなければならない。Bligh-Dyer法は効率的な脂質抽出法の1つである。この方法ではまずクロロホルム－メタノール－水（1：2：0.8，（v/v））で粗脂質成分を抽出する。次いで1容ずつのクロロホルムと水を加えることにより，水溶性不純物は容易にメタノール－水層に分配され，これらの物資を含まない脂質がクロロホルム層に残る。この方法はあらゆる生体試料に応用できる。注意点としては，操作途中で生体組織の脂肪分解酵素が作用したり，脂肪の不飽和部位が酸化されたりしやすいので，温度を上げずになるべく速く操作をすることである。また，保存は遮光して極低温で保管する。

※ 目　的
本実験では生体試料としてラット肝臓から脂質を抽出する。

準備する試料
□動物実験で摘出した，なるべく新鮮なラット肝臓約2g

準備する試薬
□生理的食塩水：0.9％塩化ナトリウムを100mL 調製し，氷冷しておく
□クロロホルム－メタノール（1：2，(v/v)）
□クロロホルム
□メタノール
□ベンゼン

準備する器具
□ビーカー（100mL，30mL）　　□メスピペット（10mL，5mL）　　□パスツールピペット
□メスシリンダー（20mL，10mL）　□ねじ栓付遠沈管（50mL）　　□共栓付褐色試験管
□ハサミ　　　　　　　　　　　　□窒素ガス

準備する装置
□ポリトロンホモジナイザー　　□冷却遠心機

📖 基礎知識

脂質抽出の一般的な注意点
　抽出操作中の脂質の変性を最小限にすることが重要である。そのために留意すべきことは以下のことである。
- なるべく新鮮な試料を用いる
- 用いる溶媒は精製度のよいもので，使用時に脱気したり窒素ガスでバブリングするなど，なるべく酸素を除いたものを用いる
- 抽出に用いるガラス器具は褐色の物を用いるかアルミホイルで遮光しておくとよい
- 必要なとき以外は温度を常温以下で操作する
- 操作中の酵素による分解を防ぐために，アルコールを含んだ抽出液などで分解酵素を不活性化するステップを入れる

❶ 肝臓を氷冷した生理的食塩水の入ったビーカー（100mL）に入れる

❷ ハサミで肝臓を細かく切り，余分な血液成分を洗い流す
上澄が透き通るまで，何回か冷生理的食塩水で洗う

❸ ろ紙小片上で肝臓小片を転がして余分な水分をとり，約2g（湿重量）を氷冷したビーカー（30mL）に入れる

❹ 冷生理的食塩水8mLを加えて，氷水中でよくホモジナイズする

❺ ホモジネート4mLをねじ栓付遠沈管に入れ，クロロホルム－メタノール（1：2，v/v）15mLを加え，ねじ栓をして室温で2分間激しく振る

❻ 冷却遠心（3,000rpm，5分間，4℃）した後，遠沈管を傾斜して，上澄を新しいねじ栓付遠沈管にとり，新たにクロロホルム5mL，蒸留水5mLを加えて激しく振る

❼ 再び冷却遠心（3,000rpm，5分間，4℃）し，下層のクロロホルム層を共栓付褐色試験管に回収する

❽ クロロホルム層を37℃温水浴中窒素気流下で濃縮する

❾ 痕跡の水を除くためにベンゼン数滴を加え，溶媒を完全に留去する

❿ クロロホルム0.2mLを加え，ラベルを貼り，アルミホイルで遮光して－20℃に保存する

ワンポイントアドバイス

有機溶媒は，メスシリンダーで量って試料に加える。

3. 脂質

4. ビタミン

1 ビタミンB_1ならびにB_2の定性

　ビタミンB_1は，アルカリ性でフェリシアン化カリウム（赤血塩）を用いて酸化すると青藍色の蛍光物質であるチオクロムを生成する（チオクロム反応）ことを利用して，定性することができる。ビタミンB_2は，アルカリ性下で光を照射すると黄緑色の蛍光を発するルミフラビンを生成する（ルミフラビン反応）。酸性下でクロロホルムに転溶させ，ほかの蛍光物質と分離して定性する。

準備する試料
□強化米
　〔調製法〕　① 強化米1〜3gを乳鉢で粉砕し，1g程度を共栓付遠沈管に採取する
　　　　　　② 純水10mLを遠沈管に加え，栓をして強振する
　　　　　　③ ろ過して，抽出液とする

準備する試薬
□1.0mol/L 水酸化ナトリウム溶液　　□1.0%（w/v）フェリシアン化カリウム溶液
□6.0mol/L 塩酸溶液　　　　　　　　□ブタノール
□クロロホルム　　　　　　　　　　□ビタミンB_1ならびにB_2の標準物質

準備する器具
□試験管　　□共栓付遠沈管　　□紫外線ランプまたは20W蛍光灯

基礎知識

水溶性ビタミンB_1・B_2
　ビタミンB_1（チアミン）は水溶性で加熱により可溶性が増し，アルコールに不溶である。アルカリ条件下で容易に分解され，弱酸性条件下で安定である。ビタミンB_2（リボフラビン）は，熱に比較的安定ではあるが，光やアルカリにより分解される。アルカリ条件下での加熱に弱い。また，光存在下でも不安定なため，冷暗所で保存する。

実験1：ビタミンB_1の定性

❶ 試験管に試料抽出液2.0mLをとり，1.0mol/L水酸化ナトリウム溶液0.5mLを加えてよくかき混ぜる

❷ 1.0%フェリシアン化カリウム溶液0.5mLを加えてかき混ぜ，酸化させる

❸ ブタノール2.0mLを加えてかき混ぜ，ブタノール層にチオクロムを転溶させる

❹ 静置して2層に分離させる

❺ 暗室で紫外線ランプを側面から照射して上層の蛍光を観察する

☞ 有機溶媒は試薬特級とし，盲蛍光のないものを使用する。蛍光がある場合は，再留して蛍光物質をとり除く。

実験2：ビタミンB_2の定性

❶ 試験管に試料抽出液2.0mLをとり，1.0mol/L水酸化ナトリウム溶液0.5mLを加えてよくかき混ぜる

❷ 光分解装置中で30分間，光分解する

❸ 6.0mol/L塩酸溶液で酸性とした後，クロロホルム2.0mLを加えてかき混ぜ，下層のクロロホルム層にフミフラビンを転溶させる

❹ 静置して2層に分離させる

❺ 暗室で紫外線ランプを側面から照射して上層の蛍光を観察する

☞ 長時間，紫外線ランプを使用するときは，防護メガネをかけたほうがよい。

ワンポイントアドバイス
20W蛍光灯を側面より当てても蛍光を観察することができる。

課題

（1）ビタミンB_1の定量法について調べてみよう。
（2）ビタミンB_1の構造と機能についてまとめよう。
（3）ビタミンB_2の定量法について調べてみよう。
（4）ビタミンB_2の構造と機能についてまとめよう。

2 ビタミンA，DおよびEの定性

ビタミンAは，脱水クロロホルムに溶解させ，三塩化アンチモンと反応させると一過性の青藍色の錯体を生成する反応（Carr-Price反応）を利用してビタミンA量を定性することができる。ビタミンDは，ビタミンAと同様に反応させると橙黄色を呈する（Brockmann-Chen反応）ことを利用してビタミンD量を定性する。ビタミンEをメタノールに溶かし，濃硝酸と反応させると赤色を呈する（Furter-Meyer反応）ことを利用してビタミンE量を定性する。

準備する試料

☐ 動物実験で摘出した，なるべく新鮮なラット肝臓

〔調製法〕
① 肝臓を乳鉢で磨砕し，水溶上で加熱して水分をとる
② 石油エーテルで抽出し，石油エーテルを蒸発させた残留物を試料抽出液とする

☞ 石油エーテルは，引火性が高いので，取り扱いに十分注意しないと危険である。

準備する試薬

☐ クロロホルム
☐ 石油エーテル
☐ 20%三塩化アンチモン・クロロホルム溶液

〔調製法〕 三塩化アンチモン 20g をクロロホルムで全量 100mL にする

☐ メタノール
☐ 濃硝酸
☐ ビタミンA，DおよびEの標準物質

☞ クロロホルムは，無水硫酸ナトリウムを加え，一昼夜かけて脱水し，ろ過したものを使用する。三塩化アンチモンは濃硫酸を入れたデシケーターに入れて一昼夜放置し，脱水しておく。褐色びんにて保存する。

準備する器具

☐ 試験管　　☐ ウォーターバス

☞ 水分は，この反応によくないので十分に乾燥させた器具を使用し，ドラフト内で操作する（三塩化アンチモンは水と反応すると有毒なガスを発生するので取り扱いに十分注意する）

📖 基礎知識

ビタミンA（レチノール）
　融点 7.5〜8.0℃で常温では淡黄色の油状を呈し，きわめて酸化されやすく，酸化によって効力を失う。紫外線によっても破壊されやすいが，酸およびアルカリに対しては比較的安定である。

ビタミンD（コレカルシフェロール）
　融点 84.5〜87℃で加熱や空気中の酸素に対してはほかのビタミンより比較的安定である。

ビタミンE（トコフェロール）
　トコールのメチル化誘導体である。メチル基の位置により α，β，γ，δ の4種がある。また，トコトリエノールもビタミンE活性をもつが，トコフェロールに比べ活性は低い。

実験1：ビタミンAの定性

❶ 試験管に試料抽出液（肝油を用いてもよい）1滴をとり，クロロホルム1mLに溶解する

❷ 三塩化アンチモン・クロロホルム溶液 2mL を加えると青藍色を呈する

> **ワンポイントアドバイス**
> ビタミンAの呈色は不安定で，1分間で濃青色，次第に黒紫色と退色する。比色定量する際は，秒単位の時間で行わなければならない。

実験2：ビタミンDの定性

❶ 試験管に試料抽出液1滴をとり，クロロホルム 0.2mL に溶解する

❷ 三塩化アンチモン・クロロホルム溶液 4mL を加えると橙黄色を呈する
10～15分で最も濃くなる

実験3：ビタミンEの定性

❶ 試験管にビタミンE数滴をとり，メタノール 5mL に溶解する

❷ 濃硝酸 1mL を加えて3分間水浴中で加温すると赤色を呈する

課題

（1）ビタミンAの定量法について調べてみよう。
（2）ビタミンAの構造と機能についてまとめよう。
（3）ビタミンDの定量法について調べてみよう。
（4）ビタミンDの構造と機能についてまとめよう。
（5）ビタミンEの定量法について調べてみよう。
（6）ビタミンEの構造と機能についてまとめよう。
（7）有機溶媒の取り扱いについて調べてみよう。

3 ビタミンB₁（チアミン）の定量

　ビタミンB₁の定量には，チオクローム蛍光法やHPLC定量法が用いられるが，特殊な器具や装置を必要とする。ここでは非常に簡便であるジアゾ法をとり上げた。ただしジアゾ法は，比較的ビタミンB₁を多く含んでいる試料（米糠，乾燥酵母，豆類，肝臓，豚肉）の定量に適用され，感度はチオクローム蛍光法より低い。

準備する試薬

- □酸性白土
- □0.5mol/L 硫酸溶液
- □0.01mol/L 塩酸溶液
- □ビタミンB₁標準溶液（1mg/100mL）
- □0.6％（w/v）パラアミノアセトフェノン溶液
  〔調製法〕　パラアミノアセトフェノン0.6gを秤量し，濃塩酸9mLに溶解し蒸留水で100mLにする
- □23％（w/v）亜硝酸ナトリウム溶液
  〔調製法〕　亜硝酸ナトリウム23gを蒸留水で溶解し，100mLにする
- □アルカリ溶液
  〔調製法〕　水酸化ナトリウム5.7gと炭酸水素ナトリウム8gを蒸留水で溶解し，全量を100mLにする
- □65％エタノール溶液
- □フェノール・エタノール混液
  〔調製法〕　フェノール0.5gを95％エタノール100mLに溶解する
- □キシレン
- □無水硫酸ナトリウム結晶
- □4mol/L 酢酸ナトリウム溶液
- □5％タカジアスターゼ溶液
  〔調製法〕　タカジアスターゼ1gを0.5mol/L 硫酸溶液1mLと蒸留水で全量を20mLにする

準備する器具

- □共栓付遠心沈殿管（50mL）
- □試験管
- □ハサミ
- □ホモジナイザー
- □三角フラスコ（200mL）
- □パスツールピペット
- □薬さじ
- □方眼用紙

準備する装置

- □遠心分離機
- □分光光度計

基礎知識

ビタミンB_1の呈色反応

ビタミンB_1は，酸性溶液中では安定で酸性白土に吸着される。ビタミンB_1は，アルカリ性溶液中でパラアミノアセトフェノンのジアゾニウム塩と定量的に反応して，水に難溶で有機溶媒に可溶な赤紫色の色素を生成する（Prebluda-McCollum反応）。この色素をキシレンに転溶させて比色定量することができる。フェノール・エタノール混液で処理すると色調がさらに顕著になる。

ビタミンB_1は，ピリミジン核とチアゾール核がメチレン基を介して結合している。生体内ではチアミンピロリン酸になり，酵素の補酵素として糖質代謝に関与している。

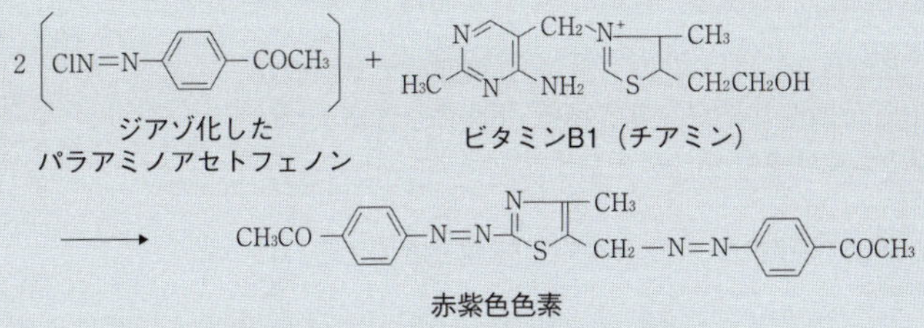

図2-15　Prebluda-McCollum反応

実験1：試料抽出液の調製

❶ 試料1～5gを秤量し，ハサミで細かく切り刻み，蒸留水20mLを加えてホモジナイザーで磨砕した後，三角フラスコ（200mL）に移す

❷ 0.5mol/L硫酸溶液50mLを加えて30分間沸騰水浴上で加熱する 冷却後，4mol/L酢酸ナトリウム溶液3mLを加え，pH4.5～4.7にする

❸ 5％タカジアスターゼ溶液6mLを加え，45～50℃の湯浴中で2時間加水分解させる

❹ 冷却後，0.5mol/L硫酸溶液で全量を100mLとし，遠心分離（3,000rpm，15分間）して上澄を試料抽出液とする

ワンポイントアドバイス
血液や組織を試料にする場合は，あらかじめ除たんぱく処理とタカジアスターゼを用いて結合型をすべて遊離型に変換しておく。

☞共栓をしたままで遠心分離の操作を行わない。栓にも記号をつけて，とり間違えのないようにする。

実験2：定量実験

① 共栓付遠心沈殿管に試料抽出液 20mL をとり，酸性白土 0.2g を加えて，栓をして2分間激しく振り，10分間放置して，ビタミンB_1を酸性白土に吸着させる

② 遠心分離（3,000rpm，5分間）して上澄液を捨てる

③ 残った酸性白土に 0.01mol/L 塩酸溶液 20mL を加え，よく混和した後，ふたたび遠心分離（3,000rpm，5分間）して上澄液を捨てる

④ 残った酸性白土に蒸留水 4mL とフェノール・エタノール混液 4mL を加え，よく混和する

⑤ 試験管にパラアミノアセトフェノン溶液 0.2mL，亜硝酸ナトリウム溶液 0.2mL，蒸留水 10mL の順に加えてから，アルカリ溶液 6mL を試験管壁に沿ってゆっくり注ぐ

⑥ この混合液を直ちに遠心沈殿管に入った酸性白土懸濁液に加えて，共栓をして2分間強振する
酸性白土が赤紫色に着色したことを確認し，暗所で30分間放置する

⑦ 30分間放置した後，ふたたび遠心分離（3,000rpm，5分間）して上澄を捨てる

⑧ 赤紫色に着色した酸性白土に65％エタノール溶液 6mL とキシレン 5mL を加えて，2分間強振し，遠心分離（3,000rpm，5分間）する

⑨ 遠心分離後，上層に赤紫色色素が転溶したキシレン層をパスツールピペットでとり，別の試験管に移す

⑩ 数本の試験管を用意して薬さじの狭いほうを使い，無水硫酸ナトリウムの結晶山盛1杯を入れ，キシレン層を試験管に移し変えて脱水する

⑪ 数回繰り返して赤紫色色素の色調の濁りがみられなくなったら，波長 520nm での吸光度を測定する

⑫ ブランク試験として，キシレンを用いる

> **ワンポイントアドバイス**
> 尿中のビタミンB_1は遊離型であるので，除たんぱくや酵素処理が省ける。

> 無水硫酸ナトリウムによるキシレン層の脱水処理は，キシレンの最低液量を2～3mL とする。それ以下の量になるとセルの液量を満たすことができない。

実験3：検量線の作成

❶ 各共栓付遠心沈殿管にビタミンB_1標準溶液（0），2.0，4.0，6.0，8.0mLを量りとり，全量が20mLになるように0.5mol/L硫酸溶液を加える

❷ ビタミンB_1の検量線用標準溶液を上記のように操作し，それぞれの吸光度を測定する

❸ 方眼用紙の縦軸（Y軸）に吸光度，横軸（X軸）に濃度をとりグラフ上に検量線を作成する
試料抽出液中のビタミンB_1量を検量線から読みとる

❹ 検量線付近にプロットされていることを確認し，最小自乗法で原点を通る直線の方程式（$y = ax$）の傾き（a）を算出し，試料中のビタミンB_1量を計算で求める

試料中総ビタミンB_1量（mg%）
$$= A（または \frac{y}{a}）\times \frac{1}{1,000} \times \frac{V}{M} \times \frac{100}{S}$$

A：検量線より求めたビタミンB_1濃度（μg/mL）
V：ビタミンB_1抽出液の全量（mL）
M：測定したビタミンB_1抽出液の量（mL）
S：試料採取量（g）
y：試料の吸光度

課題

（1）ジアゾ法の一連の反応についてまとめよう。
（2）酸性白土にビタミンB_1が吸着される反応から，吸着の原理について調べてみよう。
（3）日本食品標準成分表などを利用して試料のビタミンB_1含量を調べ，実験結果と比較してみよう。
（4）正確な含有量を求めるためには，操作上どの点に注意をしたらよいか考えてみよう。
（5）ジアゾ法のほかにビタミンB_1の定量法について調べてみよう。
（6）ビタミンB_1の構造と機能についてまとめよう。

4 ビタミンC（アスコルビン酸）の定量

　ビタミンCは，還元型（L-アスコルビン酸）と酸化型（デヒドロアスコルビン酸）がある。ビタミンCの定量は，HPLC法での分析が主流であるが，簡便な点よりインドフェノール法，ヒドラジン法などが用いられることが多い。

　インドフェノール法は，特殊な機器を必要とせず，滴定により定量できるのでより簡便である。一方，ヒドラジン法は，ビタミンCをすべて酸化型にして2,4-ジニトロフェニルヒドラジンと反応させ，オサゾンが生成されることを利用した方法である。

　ここではヒドラジン法による定量実験をとりあげる。

ヒドラジン法による尿中ビタミンC負荷試験

　尿中のL-アスコルビン酸をインドフェノール溶液で酸化して，ビタミンCをすべて酸化型のデヒドロアスコルビン酸に変え，カルボニル試薬である2,4-ジニトロフェニルヒドラジンと反応させると不溶性の赤色色素のオサゾン（ビス-2,4-ジニトロフェニルヒドラゾン）を生成する。これを85％硫酸溶液に溶かし，吸光度を測定することにより総ビタミンC量を定量することができる。

準備する試薬

- □0.2％インドフェノール溶液：2,6-ジクロロフェノールインドフェノール-Na塩0.2gを熱湯100mLに溶解後，ろ過する。冷暗所で約1か月保存可能である。
- □5％（w/v）メタリン酸：特級棒状メタリン酸5gを蒸留水95mLに溶解し，冷蔵庫で保存する。
- □2％（w/v）メタリン酸：上記5％メタリン酸溶液40mLに蒸留水を加えて100mLに溶解する。冷蔵庫で保存する。
- □2,4-ジニトロフェニルヒドラジン硫酸溶液：2,4-ジニトロフェニルヒドラジン2gを4.5mol/L硫酸溶液に溶解し，100mLにする。冷暗所に保存する。
- □85％（v/v）硫酸溶液：蒸留水12mLに濃硫酸（比重1.84）をゆっくり加えていき，100mLにする。
- □1％（w/v）塩化第一スズ溶液：塩化第一スズ1gを5％メタリン酸100mLに溶解する。白濁を生じた場合，ろ過する。透明であること。
- □ビタミンC標準溶液

準備する器具

- □試験管　　□方眼用紙

準備する装置

- □恒温水槽　　□直示化学天秤　　□遠心分離機　　□分光光度計

基礎知識

ヒドラジン法の構造式

ヒドラジン法では，ビタミンC効力をもたないジケトグロン酸とも構造の類似よりオサゾンを生成してしまうので，実験結果が実際よりも高くなる。

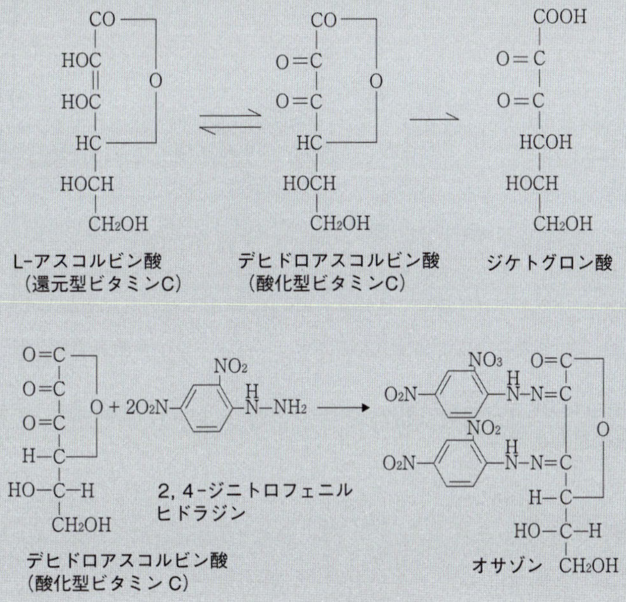

L-アスコルビン酸　　　デヒドロアスコルビン酸　　　ジケトグロン酸
（還元型ビタミンC）　　（酸化型ビタミンC）

デヒドロアスコルビン酸　　2,4-ジニトロフェニル　　　オサゾン
（酸化型ビタミンC）　　　　ヒドラジン

図2-16　ヒドラジン法

実験1：アスコルビン酸標準溶液の調製

❶ アスコルビン酸標準物質 100mg をメスフラスコ（100mL）に秤量し，5％メタリン酸溶液で定容し，1mg/mL アスコルビン酸標準原液を調製する

❷ ①を用時，5％メタリン酸溶液に希釈し 100μg/mL の標準溶液を調製する

❸ ②を5％メタリン酸溶液で希釈し，5，10，15，20，25μg/mL の検量線用標準溶液を調製する

> **ワンポイントアドバイス**
>
> ヒドラジン法は，インドフェノール法よりも感度が高く，ビタミンC含量が少なくても測定ができる。

実験2：試料抽出液の調製

❶ 尿 5mL，活性炭 0.5～1g，5％メタリン酸 5mL を遠沈管にとり，共栓をして約 10 秒間激しく混合する

❷ ろ紙を用いてろ過して5％メタリン酸で 100mL に定容し試料抽出液とする

実験3：定量実験

※総ビタミンC

❶ 尿抽出液 2mL を試験管にとる

❷ 0.2%インドフェノール溶液を1滴ずつ加え，紅色を1分間以上持続するまで滴下する

❸ インドフェノールの色調の消失と酸化防止の目的で1%塩化第一スズ溶液 2mL を加える

❹ 2% 2,4-ジニトロフェニルヒドラジン溶液 1mL を加える

❺ 37℃の恒温水槽で3時間反応させオサゾンを生成させる

❻ 反応後，氷水中で試験管を振りながら冷却する
冷却しながら，85%硫酸溶液 5mL をビュレットより，ゆっくり滴下して混合する

❼ 混合後，ブランク試験だけに2% 2,4-ジニトロフェニルヒドラジン溶液を 1mL 加える

❽ 室温で30分間放置後，総ビタミンCと酸化型ビタミンCの波長 540nm での吸光度を測定する

※酸化型ビタミンC

活性炭抽出液 2mL を試験管にとる

インドフェノールの色調の消失と酸化防止の目的で1%塩化第一スズ溶液 2mL を加える

2% 2,4-ジニトロフェニルヒドラジン溶液 1mL を加える

※ブランク試験（盲検）

メタリン酸抽出液 2mL を試験管にとる

インドフェノールの色調の消失と酸化防止の目的で1%塩化第一スズ溶液 2mL を加える

☞ 健常者の尿は，糖類が含まれていないので，50℃で30分間の反応，または15分間の煮沸でも問題はない。

☞ 2,4-ジニトロフェニルヒドラジンは，糖質などとも反応してオサゾンを生成するので，ブランク試験を同時に行う必要がある。

☞ ジケトグロン酸とも反応するので，測定値は高くなる場合がある。

実験4：検量線の作成

❶ 5，10，15，20，25μg/mL アスコルビン酸の検量線用標準溶液を実験3の総ビタミンCのように操作し，それぞれの吸光度を測定する

❷ 同時に操作したブランク試験の吸光度の差を算出し，方眼用紙の縦軸（y軸）に吸光度，横軸（x軸）に濃度をとりグラフ上に検量線を作成する

❸ 尿中のビタミンC量を検量線から読みとる

❹ 検量線付近にプロットされていることを確認し，最小自乗法で原点を通る直線の方程式（$y=ax$）の傾き（a）を算出し，試料中のビタミンC量を計算で求める

総ビタミンC・酸化型ビタミンC量（mg%）
$$= A\left(\text{または}\frac{y}{a}\right) \times \frac{1}{1,000} \times N \times \frac{100}{\text{尿量（mL）}}$$

A：検量線より求めた尿中ビタミンC濃度（μg/mL）
N：希釈倍率
y：試料の吸光度

還元型ビタミンC ＝ 総ビタミンC － 酸化型ビタミンC

☞ 検量線を作成しない場合には，25μg/mLのアスコルビン酸に調整した標準溶液のみを実験3の総ビタミンCのように操作して吸光度の比を求めても構わない。

ワンポイントアドバイス

早朝排尿後，アスコルビン酸100〜200mgを経口摂取させた場合と通常に朝食をした場合に分けて比較してみる。6時間経過した蓄尿（一回尿でも可）を試料とするのが理想であるが，3時間経過した尿でも両者の差がみられる。

健常者で10〜60mg/日程度を排泄する。10mg/日以下の場合は，アスコルビン酸が体内で飽和されていないか，または欠乏しているとみなされている。

課題

（1）ヒドラジン法の一連の反応についてまとめてみよう。
（2）日本食品標準成分表などを利用して試料のビタミンC含量を調べ，実験結果と比較してみよう。
（3）正確な含有量を求めるためには，操作上どの点に注意をしたらよいか考えよう。
（4）ビタミンCを負荷した場合としない場合について実験結果を比較してみよう。
（5）個人差は実験結果に大きく影響するが，ほかにも影響する因子（食生活，喫煙，ストレスなど）について考えてみよう。
（6）ビタミンCの定量法について調べてみよう。
（7）ビタミンCの構造と機能についてまとめてみよう。

5. ミネラル

1 ミネラルの定量

☀ 目 的

　人体中にはミネラルが約4％存在している。そのミネラルを測定することは，生体成分中のミネラルの過不足を知るうえで重要である。また，食品中のミネラルを測定することは，摂取量を知ることにもなる。

　一般的には，ミネラルを原子の形で測定するか，試薬により発色させ比色して測定する方法が知られている。

　生体成分としては，血漿（血清）および実験動物の肝臓・腎臓・大腿骨などの臓器を測定してミネラルの栄養状態を把握することが可能となる。

　代表的なミネラルの測定方法と測定検液の調整方法を記す。

（1）測定のための試料調製方法

　採取試料は，灰化したものを酸性溶液に溶解して検液とする。灰化処理方法には，乾式灰化法と湿式灰化法がある。

〔乾式灰化法〕

準備する試薬
- □（1：4）塩酸溶液

準備する器具
- □ルツボ　　□駒込ピペット　　□メスフラスコ（50mL もしくは 100mL）　　□ろ紙（No. 5 B）
- □漏斗

準備する装置
- □電気炉（マッフル炉）

❶ 試料 0.5～1g を正確にルツボに採取する
　↓
❷ 550℃で24～48時間灰化する
　↓
❸ 灰化したルツボ中の試料に（1：4）塩酸溶液 1～2mL を加えて溶解する
　↓
❹ ろ紙でろ過し 50～100mL にメスアップする
　↓
❺ ポリびんに入れて保管し，測定する

〔湿式灰化法〕

準備する試薬
　　□濃硝酸　　□過酸化水素

準備する器具
　　□中型試験管　　□ビー玉

準備する装置
　　□HOT BLOCK BATH

❶ 中型試験管を検体数分用意する
❷ 組織を試験管内に入れる
❸ 硝酸 2mL を加え，試験管の口にビー玉を乗せる
❹ HOT BLOCK BATHで蒸発乾固する（2回行う）
❺ 完全に乾固したら過酸化水素 2mL を加える
❻ HOT BLOCK BATHで蒸発乾固する
❼ 完全に乾固したら 0.8mol/L 塩酸 10mL を加え，試料溶液とする

（2）血漿および血清の処理

準備する試薬
　　□除たんぱく剤
　　　〔調製法〕トリクロロ酢酸 100g，塩酸 83.3mL，メルカプト酢酸 30mL を水で 1L にメスアップする

☞メルカプト酢酸は安全ピペッターを使用し，ドラフト内で。

準備する器具
　　□試験管

準備する装置
　　□遠心分離機

❶ 試験管に血清 1.0mL をとる
❷ 除たんぱく剤 4.0mL を入れ，かき混ぜる
❸ 冷水中（0℃）に15分間放置する
❹ 遠心分離（3,000rpm，10分間，0℃）する
❺ 冷水中（0℃）に15分間放置する　　　　☞かたい沈殿をつくるためである。
❻ 上澄を別の試験管に移し，測定に寄与する

（3）原子吸光光度計を用いる

実験1：カルシウムの定量

準備する試料

☐ カルシウム標準溶液（1,000ppm）

●測定検液

☐ 1％塩化ランタン

〔調製法〕 塩化ランタン27.67gを純水で1Lにメスアップする

① カルシウム標準溶液（1,000ppm）0.5mLを試験管にとり，純水4.5mLを加えて100ppmとする

② 100ppmのカルシウム標準溶液0.1，0.2，0.3，0.4，0.5mLを各試験管に入れ，1％塩化ランタン0.5mLを加え，さらに純水4.4，4.3，4.2，4.1，4.0mLをそれぞれに加える

③ 検量線濃度が2.0，4.0，6.0，8.0，10.0ppmとなる

●回収率チェック

A：最高濃度（10ppm）＋ 中間濃度（6ppm）
B：最高濃度（10ppm）＋ 0.1％塩化ランタン（0ppm）
各全量を2～3mLにする。

●サンプルの測定

- サンプルの全量に対し，10％量の1％塩化ランタンを入れる。
- 100倍以上の希釈は2段階希釈をすること。ただしこの場合，1回目の希釈は純水のみで行い，2回目の希釈の際に全量の10％量の1％塩化ランタンを加える。

☞ 測定時に吸わせる塩化ランタンは1％塩化ランタンを10倍に希釈した0.1％塩化ランタンを用いる。

☞ 塩化ランタンを含むものはランタン廃液に入れる。

実験2：鉄の定量

準備する試料

☐ 鉄標準溶液（1,000ppm）

① 鉄標準溶液（1,000ppm）0.5mLを試験管にとり，純水4.5mLを加え100ppmとする

② 100ppmの鉄標準溶液1.0mLを試験管にとり，純水4.0mLを加えて20ppmとする

③ 20ppmの鉄標準溶液0.25，0.5，0.75，1.0mLを各試験管に入れる

④ 純水4.75，4.5，4.25，4.0mLをそれぞれに加える

⑤ 検量線濃度が1，2，3，4ppmとなる

実験3：リンの定量

準備する試料
- □ リン標準溶液

準備する試薬
- □ モリブデン酸硫酸混液
  〔調製法〕モリブデン酸ナトリウム 7.4g を純水 262mL で溶解し濃硫酸 20mL を少しずつ加える
  ☞ モリブデン酸硫酸混液は褐色びんに入れて保存する（7～10日，4℃）。

- □ 1％エロン溶液
  〔調製法〕亜硫酸水素ナトリウム 3.1g を純水 100mL にスターラーを用いて溶解後，エロンを正確に 1.000g 加える
  ☞ 当日のみ使用可である。

❶ リン標準溶液 1.0mL を試験管にとり，純水 2.26mL を加える（0.1mg/mL）

☞ 血清中リン測定時にTCA（トリクロロ酢酸）を使用することは比色に影響が大である。和光のPキットを用いるとよい。

❷ 0.1mg/mL のリン標準溶液と純水を表2-5を参照して混合する

❸ 各濃度のリン標準溶液を試験管2本に 0.2mL ずつ入れる

❹ モリブデン酸硫酸混液 0.5mL を加える

❺ 純水 4.1mL を加え，かき混ぜる

❻ 1％エロン溶液 0.2mL を加え，かき混ぜる

❼ 60分（±10分）後に波長 640nm での吸光度を測定する

表2-5 配合表

リン濃度 (mg/mL)	リン (0.1mg/mL)	純水 (mL)
0	0	1.0
0.02	0.2	0.8
0.04	0.4	0.6
0.06	0.6	0.4
0.08	0.8	0.2
0.1	1.0	0

● 検液の測定

❶ 検液 0.2mL を試験管にとる

❷ モリブデン酸硫酸混液 0.5mL を加える

❸ 純水 4.1mL を加え，かき混ぜる

❹ 1％エロン 0.2mL を加え，かき混ぜる

❺ 60分（±10分）後に波長 640nm での吸光度を測定する

課題

（1）正常な人のカルシウム，鉄，リンの血清濃度を調べてみよう。
（2）血中カルシウム濃度の調節に関与するホルモンを調べてみよう。
（3）鉄欠乏性貧血者の血清鉄濃度を調べてみよう。

第3章　酵素実験

1. pHの影響

　酵素は生体内における化学反応（生化学反応）を触媒する働きをしている。生体触媒である酵素と無機触媒との大きな違いは酵素が機能性たんぱく質であるということである。たんぱく質の機能性はその立体構造と密接な関係をもつ。たんぱく質を構成するアミノ酸残基の側鎖の中には，反応場での水素イオン指数（pH）の変化により電荷を帯び，たんぱく質の立体構造を変化させるものもある。

✽ 目　的

　酵素反応に対するpHの影響を検討するため，異なるpHでの酵素の働きを確認するとともに，酵素により最適なpH（至適pH）に違いがあることを学ぶ。

準備する試薬

- □ 0.5mol/L クエン酸緩衝液（pH4）
- □ 0.5mol/L トリス緩衝液（pH9）
- □ 0.08% 2,4-ジニトロフェニルヒドラジン（DNP）溶液
- □ 0.1m mol/L p-ニトロフェニルリン酸溶液
- □ 0.5mol/L 水酸化ナトリウム溶液
- □ 1unit/mL 乳酸脱水素酵素（LDH）溶液
- □ 5μg/mL アルカリフォスファターゼ（ALP）溶液
- □ 0.5mol/L リン酸緩衝液（pH7.4）
- □ 0.86m mol/L ピルビン酸溶液
- □ 1mol/L 塩酸溶液
- □ 0.1% NADH溶液

準備する器具

- □ 試験管6本

準備する装置

- □ 恒温水槽
- □ 分光光度計

📖 基礎知識

pH（水素イオン指数, hydrogen-ion exponent）

　pHの'p'は'power'の意味で'−log'を意味することから pH $= -\log[H^+]$ を表しピーエイチという。

　生体内の反応場において溶媒は水であり水のイオン積Kwは

$$Kw = [H^+][OH^-] = 1.0 \times 10^{-14} (25℃)$$

と表されることから，さらに両辺の常用対数をとると

$$pKw = pH + pOH = 14$$

となる。純水においては $[H^+] = [OH^-]$ であり，このとき

$$pH = pOH = 7$$

となることから，pH $= 7$ の状態の水溶液を中性，pH<7を酸性，そしてpH>7を塩基性またはアルカリ性という。酸性ではアミノ基（-NH$_2$）などを有する塩基性アミノ酸残基はプロトン化して＋（プラス）の電荷を帯び（例 -NH$_3^+$），また，塩基性ではカルボキシル基（-COOH）を有する酸性アミノ酸残基は脱プロトン化して−（マイナス）の電荷を帯び（-COO$^-$）となる。

乳酸脱水素酵素（LDH）とアルカリフォスファターゼ（ALP）の触媒する生体反応

1. LDHの触媒する反応

$$CH_3COCOOH + NADH + H^+ \rightleftarrows CH_3CH(OH)COOH + NAD^+$$

LDHは肝臓，腎臓，骨格筋，心筋などに含まれ，臨床検査における血清中LDHの高値は肝障害，心筋梗塞，悪性腫瘍などが疑われる。

2. ALPの触媒する反応

$$R\text{-}OPO_3H_2 + H_2O \rightarrow R\text{-}OH + H_3PO_4$$

ALPは肝臓，腎臓，骨および小腸など全身に広く分布し，リン酸エステルを加水分解してリン酸を遊離する働きをする。臨床検査で血清中のALP量の高値は肝機能，腎機能，骨機能の異常が疑われる。

補酵素（coenzyme）

LDHの反応におけるNAD^+やNADHのように，ある種の酵素が活性化するために必須の低分子化合物のことを補酵素という。補酵素を必要とする酵素のたんぱく質部分をアポ酵素と呼び，アポ酵素に補酵素が結合したものをホロ酵素と呼ぶ。補酵素としてはビタミンB誘導体（チアミン，FMN，FAD，NAD^+，NADPH，ビオチンなど）やATP，ヘム酵素におけるヘムなどがある。補酵素は酵素たんぱく質と可逆的な緩やかな結合を介して結合しているが，酵素たんぱく質と強固に結合しているものは補欠分子族（prosthetic group）と呼ばれる。

酵素の分類

すべての酵素は国際生化学分子生物学連合会（IUBMB）の酵素委員会により常用名と系統名が付与され，さらに4組の数字からなるコード番号であるEC番号により分類されている。EC番号の1組目は触媒する反応の形式による大分類である次の6グループを表している。

1. 酸化還元酵素（oxidoreductases）：酸化還元反応を触媒する酵素群で基質名にデヒドロゲナーゼ，オキシダーゼ，レダクターゼなどをつけて命名する。

2. 転移酵素（transferases）：一方の基質における官能基の原子団を他方の基質へと転移させる反応を触媒する酵素群で，原子団の名称と供与体または受容体の名称を組み合わせて命名する。なお，ホスホトランスフェラーゼの慣用名をキナーゼという。

3. 加水分解酵素（hydrolase）：消化酵素に代表されるようにエステル結合，グリコシド結合，アミド結合などを加水分解する反応を触媒する酵素群。プロテアーゼやエステラーゼなどがある。

4. リアーゼ（lyases）：加水分解反応や酸化還元反応以外の反応により基質の一部の原子団を脱離する反応を触媒する酵素群。デカルボキシラーゼ，フマラーゼ，アルドラーゼ，シンターゼなどがある。

5. 異性化酵素（isomerases）：基質の分子内にある原子団の異性化を触媒する酵素群。イソメラーゼ，ラセマーゼ，エピメラーゼ，ムターゼなどがある。

6. リガーゼ（ligases）：ATPなどの高エネルギーリン酸結合の加水分解に伴うエネルギーを利用して2分子間の結合反応を触媒する酵素群。リガーゼ，シンテターゼなど。

例えばLDHには，（常用名）乳酸脱水素酵素，（系統名）乳酸：NAD^+オキシドレダクターゼが付与されており，EC番号は酸化還元酵素であることから第1組目の分類は1，-CH-OHを酸化することから2組目のサブクラス1，補酵素としてNAD^+または$NADP^+$を要求することから3組目サブ－サブクラス分類1と分類される。さらにL-乳酸脱水素酵素はサブ－サブクラス登録順が27であることからEC番号4組目27となりEC（1.1.1.27）と与えられる。

1 ALP

❶ 試験管Aにクエン酸緩衝液 1mL を入れる　　試験管Bにリン酸緩衝液 1mL を入れる　　試験管Cにトリス緩衝液 1mL を入れる

❷ p-ニトロフェニルリン酸 1mL を加える

❸ 37℃で5分間予備加温する

❹ ALP溶液 0.1mL を恒温水槽に入れた状態で加える

❺ 37℃で10分間反応させる

❻ 水酸化ナトリウム溶液 1mL を加える

❼ 波長 420nm での吸光度を測定する

2 LDH

1. 試験管Dにクエン酸緩衝液1mLを入れる
   試験管Eにリン酸緩衝液1mLを入れる
   試験管Fにトリス緩衝液1mLを入れる
2. ピルビン酸溶液 0.5mL を加える
3. NADH溶液 0.2mL を加える
4. 37℃で5分間予備加温する
5. LDH溶液 0.1mL を加える
6. 37℃で10分間反応させる
7. 塩酸溶液 1mLを加える
8. かき混ぜる
9. DNP溶液 0.5mL を加える
10. 室温で20分間放置する
11. 水酸化ナトリウム溶液 5mL を加える
12. 波長 510nm での吸光度を測定する

D pH4　E pH7.4　F pH9

基質1mLにピルビン酸溶液0.5mLとNDAH溶液0.2mLを加える

37℃　5分間予備加温

LDH溶液0.1mLを加える　10分間放置

塩酸溶液 1mLを加える　かき混ぜる　DNP溶液 0.5mLを加える　20分間放置

水酸化ナトリウム溶液 5mLを加える

510nmでの吸光度を測定する

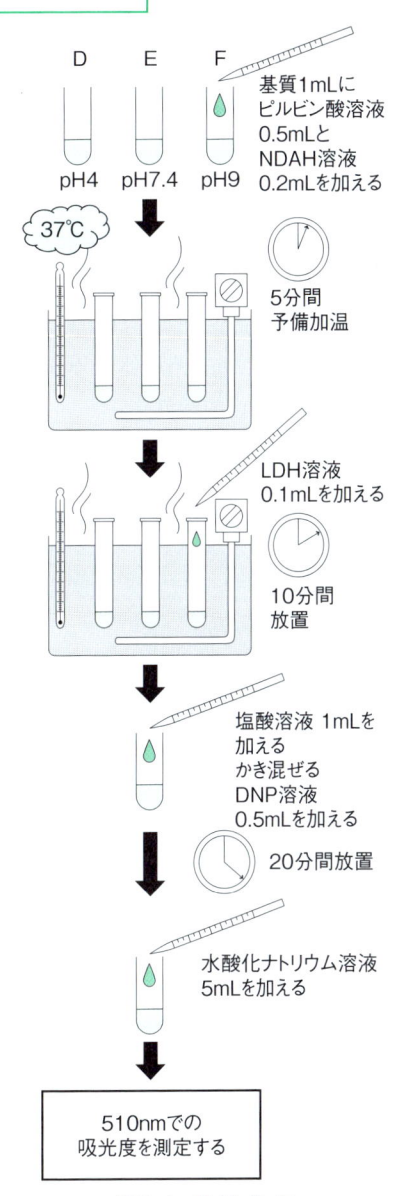

図3-1 実験操作

課題

(1) 酵素活性と pH の関係から至適 pH の意味を考えてみよう。
(2) 可逆的な生体反応を触媒する乳酸脱水素酵素（LDH）の生体内での働きを調べてみよう。
(3) 酵素反応における補酵素の働きについて調べてみよう。

2．温度の影響

ほとんどの化学反応の速度は温度の上昇とともに速くなる。酵素反応も温度上昇とともに速度を増すが酵素はたんぱく質であることから無機触媒を用いた反応とは異なる挙動を示す。

✺ 目　的
酵素反応における温度の影響を検討するため，異なる温度での酵素の働きを確認するとともに，酵素により最適な温度（至適温度）に違いがあることを学ぶ。

準備する試薬
- □ 0.5mol/L リン酸緩衝液（pH7.4）
- □ 0.86m mol/L ピルビン酸溶液
- □ 0.08% 2,4-ジニトロフェニルヒドラジン（DNP）溶液
- □ 0.1m mol/L p-ニトロフェニルリン酸溶液
- □ 0.5mol/L 水酸化ナトリウム溶液
- □ 0.1% NADH溶液
- □ 0.5mol/L トリス緩衝液（pH9）
- □ 1mol/L 塩酸溶液
- □ 1unit/mL 乳酸脱水素酵素（LDH）溶液
- □ 5g/mL アルカリフォスファターゼ（ALP）溶液

準備する器具
- □ 試験管6本

準備する装置
- □ 恒温水槽　　□ 分光光度計

📖 基礎知識

酵素と無機触媒の違い
　化学反応の速度に影響を与える主要な三因子は濃度（反応する分子間での反応チャンスの変化），温度（反応分子のもつエネルギーの変化），触媒（活性化エネルギーの変化）である。化学反応を起こす分子の存在する系において比較的少量存在し，化学反応の前後において全く変化しない物質，あるいは変化しても反応において化学量論的関係をもたない物質で反応速度を変化させるものを触媒と呼ぶ。反応速度を増進させるものを正触媒，一方，減少させるものを負触媒と呼ぶ。一般の化学反応では酸や塩基，金属錯体などが触媒作用を示す。酵素は生体触媒と呼ばれているが，たんぱく質であることから，無機触媒に比べて複雑な立体構造を有することにより基質に対する高い特異性を示すことが特徴である。したがって，酵素反応は生体内のある限られた基質に対し，ごく限られた反応しか触媒しないものも多い。さらに，酵素が触媒として働くためには一定範囲でのpH，温度および基質濃度であることが求められ，また，決まった補酵素の存在を要求するものもあるなど，多くの条件が整っていることが必要とされる。このように制限の多い酵素の性質こそが，生命を維持するために生体内で高度に制御され，有機的に関連づけられる生化学的反応を司ることを可能にしている。

酵素の失活
　酵素は機能性をもったたんぱく質である。たんぱく質はアミノ酸残基の配列である一次構造および高次構造である二次から四次構造を有しており，特に酵素のもつ機能性は高次構造と密接な関連性を有している。したがって，たんぱく質の高次構造を変化させるさまざまな要因は酵素活性を失わせることにつながる。たんぱく質の変性とは，一次構造におけるアミノ酸残基間のペプチド結合の切断は伴わず水素結合や疎水性結合などといった弱い結合が切れることにより，立体構造がもとの秩序ある構造から，より無秩序な状態へと変化することをいう。通常は不可逆的な変化である。変性にかかわる要因としては物理的要因としての高熱・凍結・高圧・放射線照射などがあげられ，化学的要因としてはpHの変化，有機溶媒の添加，化学的修飾としてのアルキル化・アシル化・糖化・酸化などがあり，さらに，生物的要因としてはある種のたんぱく質分解酵素（プロテアーゼ）による分解前の変性などが考えられる。

1 ALP

1. 試験管Aにトリス緩衝液 1mL を入れる　　試験管Bにトリス緩衝液 1mL を入れる　　試験管Cにトリス緩衝液 1mL を入れる
2. p-ニトロフェニルリン酸溶液 1mL を加える
3. 0℃で5分間予備加温する　　37℃で5分間予備加温する　　70℃で5分間予備加温する

　※ 0℃は氷中で反応させる。火からは遠ざける。

4. ALP溶液 0.1mL を加える
5. 0℃で10分間反応させる　　37℃で10分間反応させる　　70℃で10分間反応させる
6. 水酸化ナトリウム溶液 1mL を加える
7. 波長 420nm での吸光度を測定する

2 LDH

1. 試験管A・B・Cそれぞれにリン酸緩衝液 0.5mL を入れる
2. ピルビン酸溶液 0.5mL を加える
3. NADH溶液 0.2mL を加える
4. 0℃で5分間予備加温する　　37℃で5分間予備加温する　　70℃で5分間予備加温する
5. LDH溶液 0.1mL を加える
6. 0℃で10分間反応させる　　37℃で10分間反応させる　　70℃で10分間反応させる
7. 塩酸 1mL を加える
8. かき混ぜる
9. DNP溶液 0.5mL を加える
10. 室温で20分間放置する
11. 水酸化ナトリウム溶液 5mL を試験管 A・B・C に加える
12. 波長 510nm での吸光度を測定する

課題

（1）酵素活性と温度の関係から至適温度の意味を考えてみよう。
（2）至適温度の違いを利用した酵素反応の応用について考えてみよう。

2. 温度の影響

3．基質濃度の影響

　基質濃度が一定のとき，酵素反応をグラフにプロットすると，最初は直線的であったグラフが徐々に曲線を描くように変化する。また，基質濃度を変化させ単位時間における酵素反応をプロットすると曲線が得られる。これらの曲線から酵素反応の特性や酵素の反応様式を知ることができる。

✲ 目　的
　一定濃度の基質が酵素によって生成物へと転換される反応の経時的変化から酵素反応の特性を学び，また，基質濃度と反応速度の関係からミカエリス-メンテン型酵素の反応様式を学ぶ。

準備する試薬
- □ 0.5mol/L トリス緩衝液（pH9）
- □ 0.1m mol/L p-ニトロフェノール溶液
- □ 5μg/mL アルカリフォスファターゼ（ALP）溶液
- □ 5m mol/L p-ニトロフェニルリン酸溶液
- □ 0.5mol/L 水酸化ナトリウム溶液

準備する器具
- □ 試験管18本

準備する装置
- □ 恒温水槽　　□ 分光光度計

基礎知識

酵素活性を表す単位
- **ユニット（unitまたはU）**：1964年にIUBMBが定義した酵素活性の単位で，「1Uは至適条件下（30℃，至適pH）において毎分1μmolの基質の反応を触媒する酵素量」と定義されている。
- **カタール（katalまたはkat）**：1999年にSI単位として導入された単位で「1秒間に1molの基質の反応を触媒する酵素量」と定義されている。1kat ＝ 6.0×10^7 U
- **比活性（specific activity）**：酵素たんぱく質1mgあたりの活性をUまたは酵素たんぱく質1kgあたりの活性をkatで表したもの。

ミカエリス-メンテン型酵素における基質濃度と酵素活性の関係
　基質濃度を変化させて酵素活性を測定していくと低濃度では基質濃度に比例して反応速度が上昇する1次反応，高濃度では基質濃度によらず見かけ上一定の最大速度（V_{max}）の0次反応となる。

　　（低濃度）$v = K[S]$
　　　　v：反応速度　[S]：基質濃度　K：比例定数
　　（高濃度）$v = V_{max}$

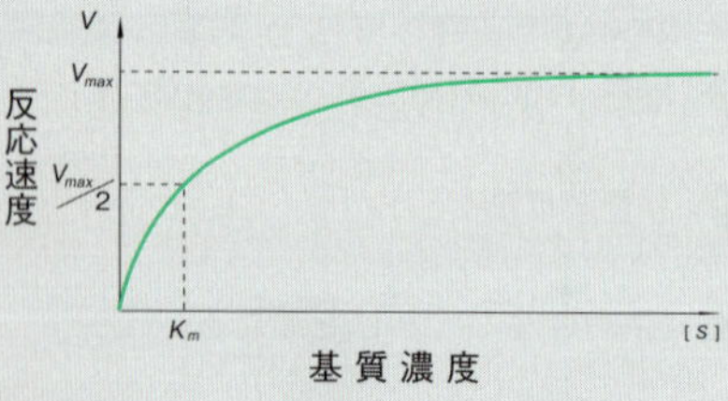

図3-2　基質濃度と反応速度

中間の濃度では0次と1次の中間の反応となる。
　すべての濃度範囲に適応される基質濃度（[S]）と反応速度（v）の関係づける式を導いたのがミカエリス（Michaelis）とメンテン（Menten）であることからこの式をミカエリス-メンテンの式［式（1）］という。

$$V = \frac{V_{max}[S]}{[S] + K_m} \cdots\cdots (1)$$

　　（V_{max}，K_mは定数）（ミカエリス-メンテンの式）

この式は酵素反応が酵素（E，enzyme）と基質（S，substrate）が結合して酵素−基質複合体（ES）を形成し，ESが解離してもとのEとSに戻るか，反応生成物（P，product）とEに解離するという二段階反応を想定し［式（2）］，反応においてESの生成と解離の速度が等しい定常状態を仮定することにより導くことができる。ミカエリス−メンテンの式から求められるように $[S] = K_m$ のとき $v = V_{max}/2$ となることがわかる。したがって K_m は最大速度の1/2の反応速度を与える基質濃度である。この K_m をミカエリス定数と呼ぶ。

$$E + S \underset{K_{-1}}{\overset{K_{+1}}{\rightleftharpoons}} ES \overset{K_{+2}}{\rightarrow} E + P \cdots\cdots (2)$$

$$K_m = \frac{K_{-1} + K_{+2}}{K_{+1}} \cdots\cdots (3)$$

（K_{+1}，K_{+2}，K_{-1} は速度定数）

ミカエリス定数 K_m は酵素と基質の複合体の解離定数と見なせることから［式（3）］K_m 値は酵素と基質の親和性を表す指標となる。すなわち大きな K_m 値は酵素と基質の低い親和性を示し，小さな K_m 値は酵素と基質の高い親和性を示す。

ここで式（1）の両辺の逆数を取ると式（4）が得られる

$$\frac{1}{v} = \frac{K_m}{V_{max}} \cdot \frac{1}{[S]} + \frac{1}{V_{max}} \cdots\cdots (4)$$

K_m と V_{max} は定数であることから $1/v$ と $1/[S]$ を変数と考えると式（4）は1次式とみなすことができる。これをプロットすると右のグラフが得られる。

この1次直線とx軸，y軸それぞれの交点を求めることにより容易に K_m 値と V_{max} の値を求めることができる。このプロットをラインウェーバー−バーク（Linweaver-Burk）のプロットという。

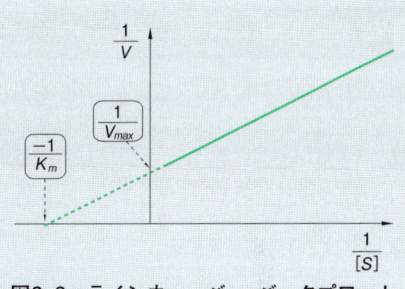

図3-3 ラインウェーバー−バークプロット

1 検量線作成

❶ 試験管A〜Fに表3-1を参照して水および 0.1 mmol/L p-ニトロフェノール溶液を加える

❷ 水酸化ナトリウム溶液 1mL を試験管A〜Fに加える

❸ 波長 420nm での吸光度を測定する

表3-1 配合表

	濃度 （mmol/L）	蒸留水 （mL）	p-NP （mL）
A	0	1	0
B	1	0.95	0.05
C	2	0.9	0.1
D	5	0.75	0.25
E	10	0.5	0.5
F	20	0	1

2 反応時間

1. トリス緩衝液を試験管Gに1.1mL，試験管Hに2mL，試験管I〜Lに1mL入れる
2. p-ニトロフェニルリン酸溶液1mLを試験管G，I〜Lに加える
3. 37℃で5分間予備加温する
4. ALP溶液を試験管H〜Lに0.1mLずつ1分間隔で加える
5. 37℃でそれぞれHを0分間，Iを5分間，Jを10分間，Kを15分間，Lを20分間反応させる
6. 水酸化ナトリウム溶液1mLを試験管G〜Lに加える
7. 波長420nmでの吸光度を測定する

3 基質濃度

1. 試験管M〜Rにトリス緩衝液1mLを入れる
2. 試験管M〜Rに表3-2を参照して水および0.1m mol/L p-ニトロフェニルリン酸溶液を加える
3. 37℃で5分間予備加温する
4. ALP溶液0.1mLずつを試験管M〜Rに1分間隔で加える
5. 37℃でそれぞれ10分間反応させる
6. 水酸化ナトリウム溶液1mLずつを試験管M〜Rに1分間隔で加える
7. 波長420nmでの吸光度を測定する

表3-2 配合表

	濃度 (m mol/L)	蒸留水 (mL)	PNPN (mL)
M	0	1	0
N	2.5	0.5	0.5
O	3.75	0.25	0.75
P	4.5	0.1	0.9
Q	4.75	0.05	0.95
R	5	0	1

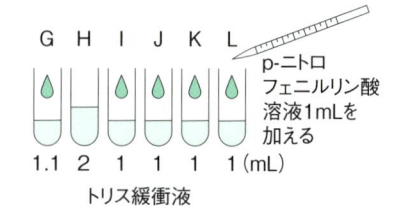

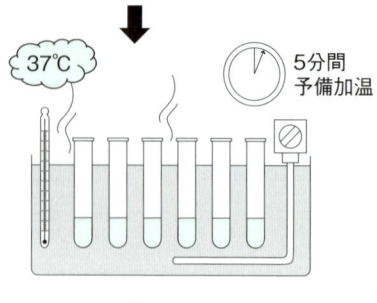

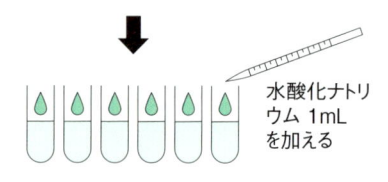

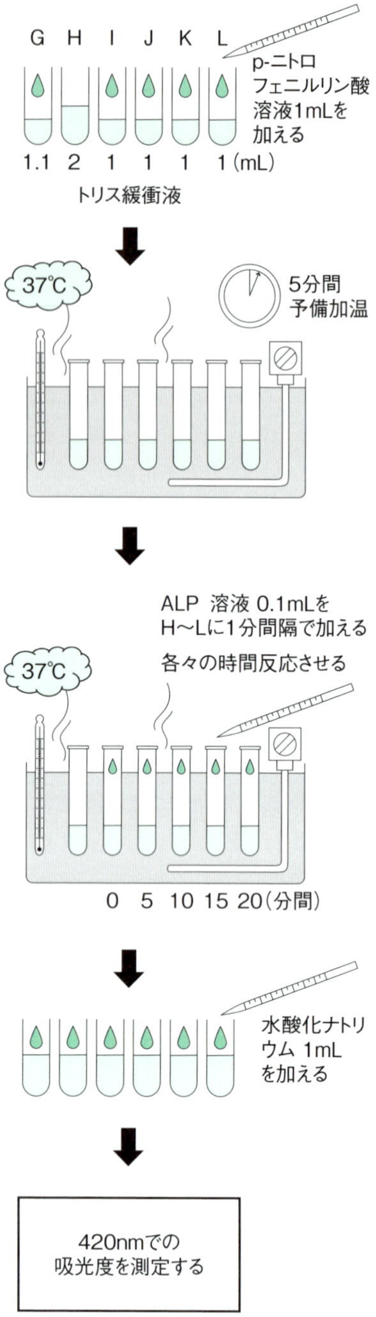

図3-4 実験操作

課題

(1) 2の結果から酵素反応の初速度(V_0)からこの実験条件を標準条件と仮定して酵素活性をU(ユニット)で表してみよう。また，時間とともに反応速度が徐々に減少する理由を考えてみよう。

(2) 3の結果から得られた反応速度をもとにラインウェーバー−バーク(Lineweaver-Burk)プロットを描き，ミカエリス(Michaelis)定数(K_m)と最大速度(V_{max})を求めてみよう。

4. 阻害剤の影響

酵素に基質以外の化合物が結合することにより触媒活性が低下あるいは完全に失われることがある。このような現象を酵素阻害といい，結合する物質を酵素阻害剤と呼ぶ。ラインウェーバー–バークのプロットから，基本的な阻害様式を知ることもできる。

※ 目　的

一定濃度の阻害剤を反応系に加えて基質濃度を変化させたときの酵素活性を測定し，ラインウェーバー–バークのプロットから予想される基本的な阻害様式を理解する。

準備する試薬

- ☐ 0.5 mol/L リン酸緩衝液（pH 7.4）
- ☐ 0.86 m mol/L ピルビン酸溶液
- ☐ 1.72 m mol/L ピルビン酸溶液
- ☐ 0.08% 2,4-ジニトロフェニルヒドラジン（DNP）溶液
- ☐ 15 m mol/L オキサミン酸ナトリウム溶液
- ☐ 1 mol/L 塩酸溶液
- ☐ 1 mol/L 水酸化ナトリウム溶液
- ☐ 1 unit/mL 乳酸脱水素酵素（LDH）溶液
- ☐ 0.1% NADH溶液
- ☐ 20 m mol/L ピルビン酸溶液

準備する器具

- ☐ 試験管18本

準備する装置

- ☐ 恒温水槽　　☐ 分光光度計

基礎知識

拮抗（競争）阻害と非拮抗（非競争）阻害

主要な酵素阻害様式として拮抗（競争）阻害と非拮抗（非競争）阻害の作用機序が知られている。

● **拮抗（競争）阻害**：阻害物質が競争的に基質と同じ活性部位に結合することにより阻害が起こる。阻害活性の強さは基質と阻害物質の相対濃度により強く影響を受け，基質濃度が阻害物質濃度に対し十分に高い場合には阻害剤非存在下での最大速度（V_{max}）に達することが可能である。作用機序からも予想されるように，この阻害様式における阻害物質は基質と化学構造の類似したものが多い。なお，阻害物質の中には酵素分子と不可逆的に結合するものも知られている。拮抗（競争）阻害のとき阻害物質の濃度を $[I]$，阻害物質定数を Ki とするとミカエリス–メンテンの式は式（1）のように表すことができる。

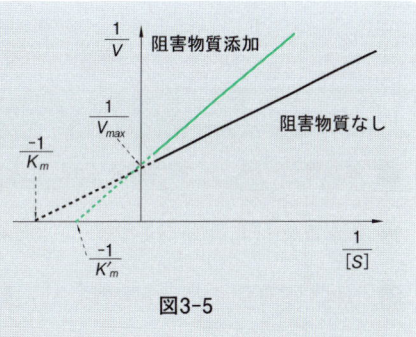

$$v = \frac{V_{max} \cdot [S]}{[S] + K_m \left(1 + \dfrac{[I]}{Ki}\right)} \quad \cdots\cdots (1)$$

図3-5

さらに両辺の逆数をとると式（2）が得られ，これをグラフに表すと右上のグラフのようになる。

$$\frac{1}{v} = \frac{K_m}{V_{max}} \cdot \left(1 + \frac{[I]}{Ki}\right) \cdot \frac{1}{[S]} + \frac{1}{V_{max}} \quad \cdots\cdots (2)$$

したがって，阻害物質存在下における見かけの K'_m は式（3）のように表すことができ，ここから阻害物質定数を求めることができる。

$$K'_m = K_m \left(1 + \frac{[I]}{Ki}\right) \quad \cdots\cdots (3)$$

- **非拮抗（非競争）阻害**：基質の結合する活性部位から離れた部位に阻害物質の結合部位が存在し，阻害物質が結合することにより阻害が起こる。阻害物質－酵素－基質の複合体は基質を生成物へと転換することができない。また，酵素と阻害物質の結合と酵素と基質の結合はそれぞれ独立して起こることから基質濃度を増しても阻害活性に影響は及ぼさない。この阻害様式による阻害物質は基質の化学構造と関連性をもたず，基質や働きの異なるほかの酵素の阻害物質となるものもある。非拮抗（非競争）阻害のとき阻害物質の濃度を $[I]$，阻害物質定数を Ki とするとミカエリス－メンテンの式は式（4）のように表すことができる。

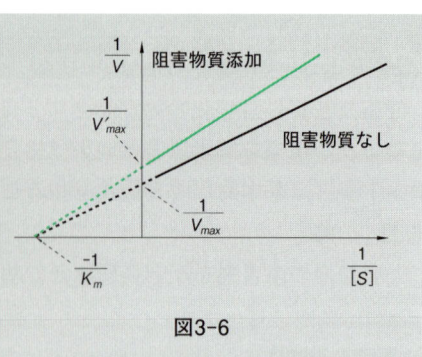

$$v = \frac{V_{max} \cdot [S]}{([S] + K_m)\left(1 + \frac{[I]}{Ki}\right)} \cdots\cdots (4)$$

図3-6

さらに両辺の逆数をとると式（5）が得られ，これをグラフに表すと右上のグラフのようになる。

$$\frac{1}{v} = \frac{K_m}{V_{max}} \cdot \left(1 + \frac{[I]}{Ki}\right) \cdot \frac{1}{[S]} + \frac{1}{V_{max}}\left(1 + \frac{[I]}{Ki}\right) \cdots\cdots (5)$$

したがって，阻害物質存在下における見かけの V'_{max} は式（6）のように表すことができ，ここから阻害物質定数を求めることができる。

$$V'_{max} = \frac{V_{max}}{\left(1 + \frac{[I]}{Ki}\right)} \cdots\cdots (6)$$

その他の阻害様式として不拮抗（不競争）阻害，基質阻害，混合型阻害なども知られている。

1 検量線作成

❶ 試験管A～Fにリン酸緩衝液 1mL を入れる

❷ 試験管A～Fに表3-3を参照して水およびピルビン酸溶液を加える

❸ NADH溶液 0.2mL を試験管A～Fに加える

❹ 塩酸溶液 1mL を試験管A～Fに加える

❺ かき混ぜる

❻ DNP溶液 0.5mL を試験管A～Fに加える

❼ 室温で20分間放置する

❽ 水酸化ナトリウム溶液 2.5mL を試験管A～Fに加える

❾ 波長 510nm での吸光度を測定する

表3-3 配合表

	濃　度 (mmol/L)	蒸留水 (mL)	20mmol/L ピルビン酸溶液 (mL)
A	0	1	0
B	1	0.95	0.05
C	2	0.9	0.1
D	5	0.75	0.25
E	10	0.5	0.5
F	20	0	1

2 阻害剤の影響

1. 試験管G〜Rにリン酸緩衝液 1mL を入れる
2. オキサミン酸ナトリウム溶液 0.5mL を試験管M〜Rに加える
3. 試験管G〜Rに表3-4，3-5を参照して水およびピルビン酸溶液を加える
4. NADH溶液 0.2mL を試験管G〜Rに加える
5. 37℃で5分間予備加温する
6. LDH溶液 0.1mL を試験管G〜Rに加える
7. 37℃で10分間反応させる
8. 塩酸溶液 1mL を試験管G〜Rに加える
9. かき混ぜる
10. DNP溶液 0.5mL を試験管G〜Rに加える
11. 室温で20分間放置する
12. 水酸化ナトリウム溶液 2.5mL を試験管G〜Rに加える
13. 波長 510nm での吸光度を測定する

表3-4 配合表

	濃度 (m mol/L)	蒸留水 (mL)	0.86m mol/L ピルビン酸溶液 (mL)
G	0	1	0
H	0.043	0.5	0.5
I	0.086	0.25	0.75
J	0.215	0.1	0.9
K	0.43	0.05	0.95
L	0.86	0	1

表3-5 配合表

	濃度 (m mol/L)	蒸留水 (mL)	1.72m mol/L ピルビン酸溶液 (mL)
M	0	0.5	0
N	0.043	0.25	0.25
O	0.086	0.125	0.375
P	0.215	0.05	0.45
Q	0.43	0.025	0.475
R	0.86	0	0.5

課題

（1）実験結果より阻害物質定数（Ki）を求め，また，どのような阻害様式であるかを理由をつけて考えてみよう。

（2）知られている酵素と阻害物質の例を調べ，基質の化学構造と阻害物質の化学構造を比較し，阻害様式を予想してみよう。

（3）アロステリック阻害について調べてみよう。

（4）酵素阻害剤がどのように応用されているかについて調べてみよう。

5. 基質特異性の異なる酵素によるリン脂質の分解と確認

　酵素反応においては特定の化学構造を有するものだけが基質として認識されることにより構造転換が行われることが多い。このような酵素の性質を基質特異性と呼ぶ。

☀ 目　的
　類似の化学構造を有するトリグリセリドとホスファチジルコリンを基質として用いたときに，リパーゼと3種類のホスホリパーゼにより基質となる分子構造が明確に区別され，また，同じ基質に対してでも触媒する反応に違いがあることを学ぶ。

準備する試薬
- □10m mol/L トリス緩衝液（10m mol/L 塩化カルシウム含有，pH7.4）
- □卵黄希釈液
- □酵素Ⅰ（リパーゼ）
- □酵素Ⅱ（ホスホリパーゼA_2）
- □酵素Ⅲ（ホスホリパーゼC）
- □酵素Ⅳ（ホスホリパーゼD）
- □クロロホルム－メタノール（1：1，v/v）混液
- □標準脂質；ホスファチジルコリン
　　　　　　　リゾホスファチジルコリン
　　　　　　　トリグリセリド
　　　　　　　脂肪酸
　　　　　　　ジアシルグリセロール
　　　　　　　ホスファチジン酸
- □展開溶媒；リン脂質用：クロロホルム－メタノール－水（65：25：4，v/v）
　　　　　　　中性脂肪用：石油エーテル－エーテル－酢酸（70：30：1，v/v）
- □ヨウ素蒸気

準備する器具
- □試験管5本　　□薄層クロマト用プレート（シリカゲル）　　□毛細管

準備する装置
- □恒温水槽　　□展開槽　　□発色槽

📖 基礎知識

ホスホリパーゼ（phospholipase）
　リン脂質分解酵素でエステル結合を加水分解する。分解するエステル結合の場所の違いからA_1，A_2，CおよびDに分類される。アセチルコリンに対するそれぞれのホスホリパーゼの切断箇所の違いを示す。

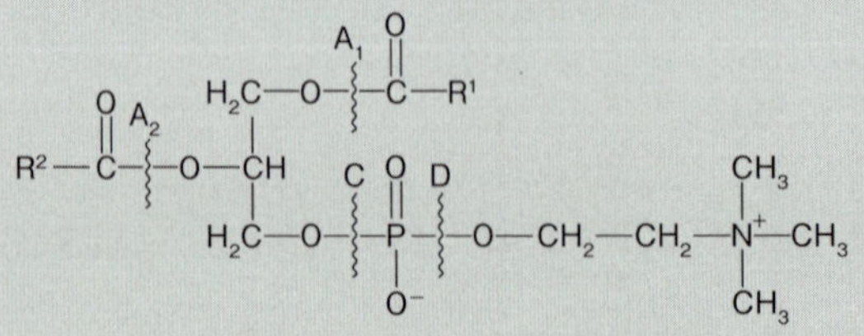

図3-7　ホスホリパーゼ

> **アイソザイム（isozyme）**
>
> アミノ酸配列など化学的に異なるたんぱく質分子であるにもかかわらず同じ化学反応を触媒するような酵素をアイソザイムという。それぞれのアイソザイムは電気泳動やクロマトグラフィーにより分離される。アイソザイムは基質に対する反応性や阻害剤に対する感受性が異なるなどの違いがみられる。例えば乳酸脱水素酵素（LDH）はMとH，2種の異なるポリペプチド鎖からなる四量体で，その組み合わせにより5種類のアイソザイムが存在する。ピルビン酸に対する親和性はM鎖四量体（M_4）が最も強くH鎖四量体（H_4）が最も弱い。M_4は骨格筋に多く，H_4は心筋や肝臓に多い。

❶ 試験管A〜Eに卵黄希釈液 0.1mL ずつを入れる

❷ 試験管Aには緩衝液を，Bには酵素Ⅰを，Cには酵素Ⅱを，Dには酵素Ⅲを，Eには酵素Ⅳをそれぞれ 0.1mL 加える

❸ 37℃で20分間加温する

❹ 反応終了後，クロロホルム−メタノール混液 2mL を試験管A〜Eに加える

❺ かき混ぜる

❻ 薄層板に5検体の脂質と標準脂質を毛細管で塗布する

❼ 薄層板aは中性脂肪用の，bはリン脂質用の展開槽に入れる

❽ 溶媒が薄層板の上端から約 2cm のところまで上昇したら，展開槽からとり出す

❾ 薄層板を風乾させる　　☞溶媒のにおいがなくなるまで風乾させる。

❿ 薄層板をヨウ素の発色槽に入れ，各脂質の位置，色をスケッチする

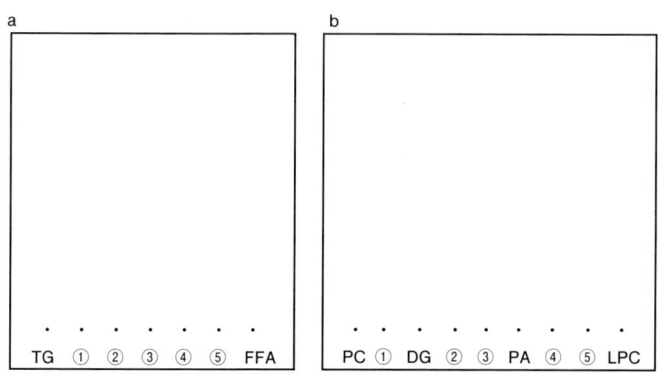

a
　・　・　・　・　・　・　・
　TG　①　②　③　④　⑤　FFA

b
　・　・　・　・　・　・　・
　PC　①　DG　②　③　PA　④　⑤　LPC

図3-8　薄層クロマト用プレート

課題

（1）生体内でのリン脂質の働きについて調べてみよう。
（2）ヨウ素により脂質が着色される理由を考えてみよう。

6. 酵母による糖質の代謝・アルコール発酵

呼吸には酸素を電子受容体として用いてエネルギー（ATP）を産生する好気的呼吸と，これを用いない嫌気的呼吸がある。嫌気的呼吸にはアルコール発酵や乳酸発酵が含まれる。

※ 目　的

グルコース溶液中で酵母を培養することによりグルコースが解糖系を経てピルビン酸へと代謝されること，さらに嫌気的呼吸であるアルコール発酵によりエネルギー産生が行われていることを二酸化炭素の発生から学ぶ。

準備する試薬

- ☐ 10％グルコース溶液
- ☐ 0.15％水酸化カルシウム溶液
- ☐ 0.1g/mL 酵母懸濁液（ pH7.4 ）
- ☐ 3m mol/L 2,4-ジニトロフェニルヒドラジン溶液
- ☐ ドライイースト（酵母）
- ☐ ベーキングパウダー（酒石酸含有）
- ☐ 10％トリクロロ酢酸溶液
- ☐ 5％水酸化ナトリウム溶液

準備する器具

- ☐ 三角フラスコ（100mL）3個
- ☐ 遠心管2本
- ☐ ビーカー（100mL）3個
- ☐ ビュレット（25mL）
- ☐ 試験管4本
- ☐ ゴム栓付ポリエチレン管

準備する装置

- ☐ 恒温水槽
- ☐ 遠心分離機
- ☐ 分光光度計

1 操　作　1

1. ビーカーとコックを閉じたビュレットに水を満たし，逆さまにしてビーカーの水中に立て固定する
2. ビュレットのコックを開き，任意の目盛まで水を出す
3. 三角フラスコAにグルコース溶液 25mL を入れ，20℃の恒温水槽中で5分間予備加温する
4. ドライイースト 1g を入れ，ゴム栓付ポリエチレン管の先端をビュレットに入れ，発生する気体を捕集する

　　☞ 最初の数分間に発生する気体は無視する。

5. 三角フラスコAを時々振りながら，気体が一定の速度で発生するようになったら，毎分何 mL 出るかを測定しながら一定値に達するまで行う
6. 37℃の恒温水槽で5分間予備加温し，20℃の場合と同様に発生する気体の量を求める

❼ 水酸化カルシウム溶液を入れた試験管aにポリエチレン管の先端を入れ，10分間待ち，変化を観察する

❽ 三角フラスコBに蒸留水25mLを入れ，37℃の恒温水槽で発生する気体量をAと同様に求める

❾ 三角フラスコCに蒸留水25mLとベーキングパウダー0.5gを入れ，37℃に温めながら，ポリエチレン管を水酸化カルシウム溶液を入れた試験管bに入れて変化を観察する

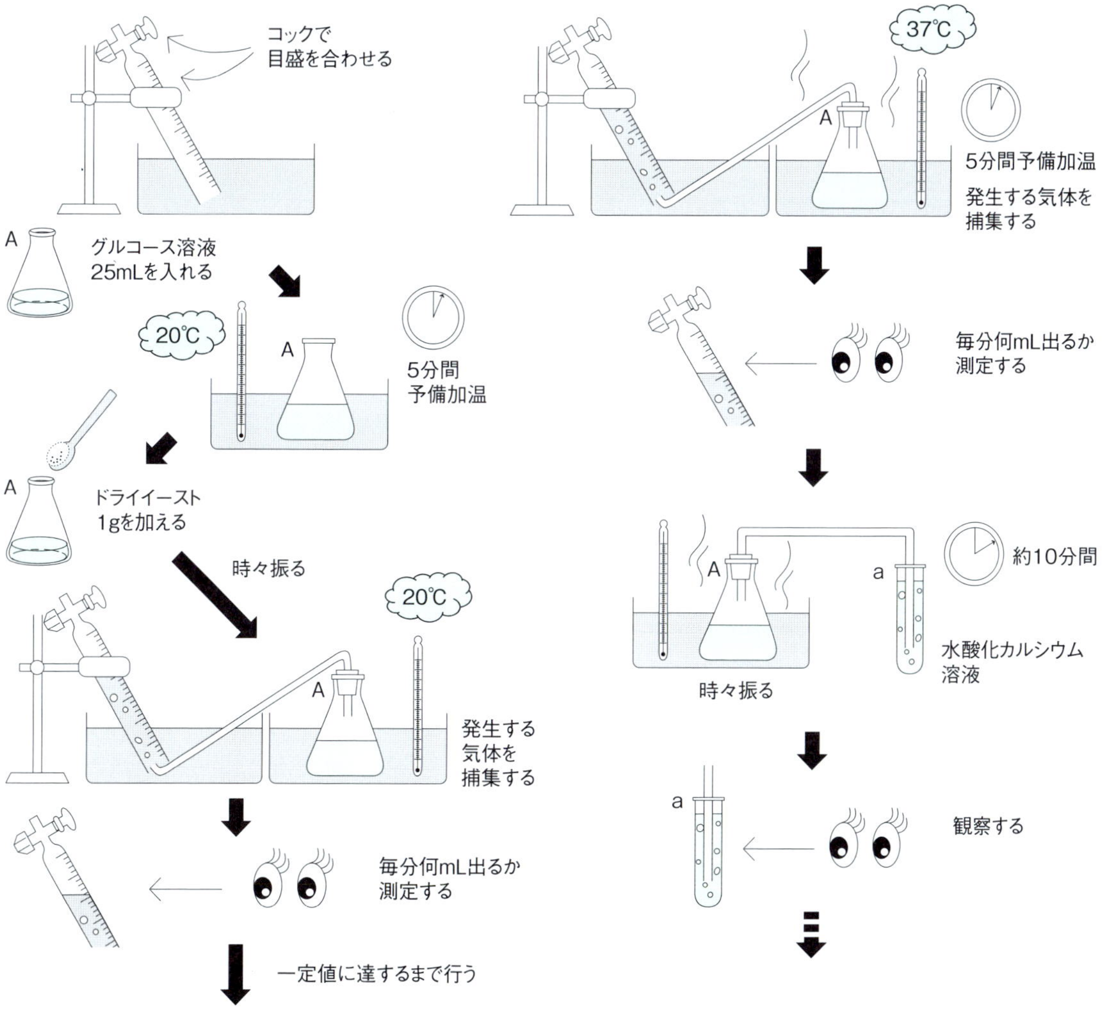

6. 酵母による糖質の代謝・アルコール発酵

コックで目盛を合わせる

グルコース溶液25mLを入れる

20℃ 5分間予備加温

ドライイースト1gを加える

時々振る

20℃ 発生する気体を捕集する

毎分何mL出るか測定する

一定値に達するまで行う

37℃ 5分間予備加温 発生する気体を捕集する

毎分何mL出るか測定する

時々振る

約10分間

水酸化カルシウム溶液

観察する

図3-9 実験操作

2 操 作 2

❶ 遠心管Aにグルコース溶液 1mL を入れる　　　　　遠心管Bに蒸留水 1mL を入れる

❷ 酵母懸濁液 1mL をA，Bそれぞれに加える

❸ 37℃の恒温水槽で30分間加温する

❹ トリクロロ酢酸溶液 1mL をA，Bそれぞれに加え，反応を停止させる

❺ 遠心分離（2,500rpm，10分間）する

❻ 遠心管Aの上澄 1mL を試験管cに移す　　　　　遠心管Bの上澄 1mL を試験管dに移す

❼ ジニトロフェニルヒドラジン溶液 0.5mL をc，dそれぞれに加える

❽ かき混ぜる

❾ 水酸化ナトリウム溶液 3mL を加える

❿ かき混ぜる

⓫ 波長 510nm での吸光度を測定する

基礎知識

解糖系（glycolysis）
　でん粉などの高分子の糖質が消化酵素の作用により分解され生じたグルコースをピルビン酸へと変化させ，エネルギーであるATPを産生する過程を解糖系と呼ぶ。解糖系は広く生物界に存在する。

嫌気的呼吸と好気的呼吸

1分子のグルコースが解糖系により2分子のピルビン酸へと代謝される間に新たに2分子のATPが産生される。嫌気的な条件下では解糖系で使われるNAD$^+$を供給する必要があることから、酵母ではアルコール発酵、ヒトの筋肉でも酸素不足になると乳酸発酵が起こる。したがって嫌気的呼吸により得られるエネルギーは1分子のグルコースからわずか2分子のATPである。一方、酸素が十分に存在する好気的な条件下ではピルビン酸はミトコンドリアへと運ばれ、クエン酸サイクルと酸化的リン酸化の過程を経て二酸化炭素（CO_2）と水（H_2O）に分解される。好気的呼吸で1分子のグルコースから得られるエネルギーは解糖系での2分子のATPとクエン酸サイクルでの2分子のATP（GTP）そして酸化的リン酸化の過程でさらに32分子の計36分子のATPが得られる。

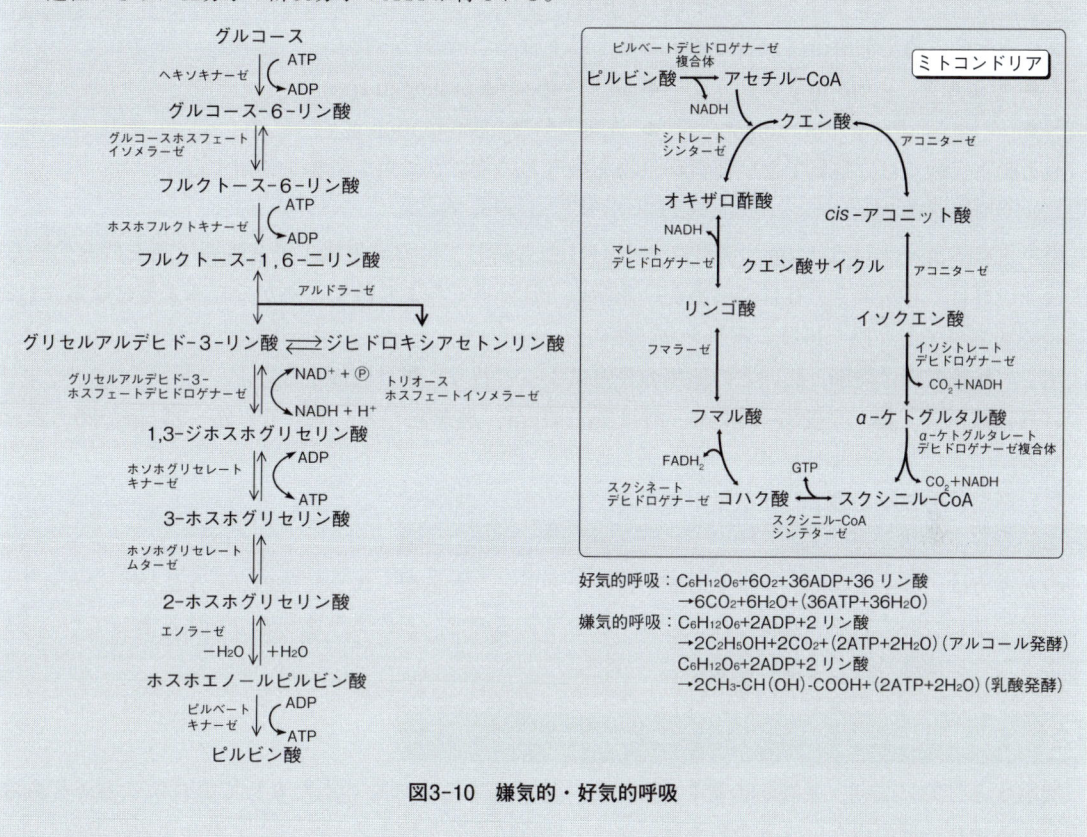

好気的呼吸：$C_6H_{12}O_6 + 6O_2 + 36ADP + 36$ リン酸
　　　　　$\rightarrow 6CO_2 + 6H_2O + (36ATP + 36H_2O)$
嫌気的呼吸：$C_6H_{12}O_6 + 2ADP + 2$ リン酸
　　　　　$\rightarrow 2C_2H_5OH + 2CO_2 + (2ATP + 2H_2O)$（アルコール発酵）
　　　　　$C_6H_{12}O_6 + 2ADP + 2$ リン酸
　　　　　$\rightarrow 2CH_3\text{-}CH(OH)\text{-}COOH + (2ATP + 2H_2O)$（乳酸発酵）

図3-10　嫌気的・好気的呼吸

課題

（1）ピルビン酸ができていることを確認するために用いた2,4-ジニトロフェニルヒドラジンによる呈色反応を化学反応で考えてみよう。

（2）酵母が利用したグルコースをすべてアルコールと二酸化炭素に変化させたと仮定すると、10分間で酵母が発酵により産生したATPは何 mol になるか、また、好気的呼吸のみにより二酸化炭素が生じたと仮定したときに10分間で酵母が好気的呼吸により産生したATPは何 mol になるかを自分たちの実験データをもとに考えてみよう（ただし、気体1molの体積は 22.4L とする）。

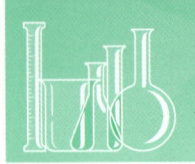

第4章 動物実験

1．動物実験について

　動物実験では，マウスやラットなどを取り扱う。実験だからといって小動物を乱暴に取り扱ってはならない。実験に当たっては動物に苦痛を与えないように配慮して実施し，最終的には安楽死させる。終了後には合掌して実験動物の霊に心から感謝の意を表さなければいけない。
　ここでは，ラットについて説明する。

1 ラットについて[1]

　ラットはマウスとともに，栄養学をはじめ医学・薬学，そのほかの研究分野で用いられる。
　ラットを微生物学的清浄度から分類すると，以下の4つに分けられる。
- 無菌動物　germ free
- SPF　specific pathogen free
- ノトバイオート　gnotobiote
- 普通の動物　conventional

通常動物実験では，病気でない健常な動物を扱うということでSPF動物を使用する。

（1）ラットの生理

　出生直後のラットは5～6g，無毛で，目，耳とも閉じている。生後1～2時間で乳を飲み始める。生後4～6日で耳が開き，6日ごろ毛がはえ始め，8日目ごろより泳ぐことができるようになる。11～13日で切歯が生え，13～15日ごろ餌を食べ始める。
　産子の雌雄鑑別は陰部と肛門との間隔の長短によって行う。雄は間隔が広い。
　体長は成獣で，雄，全長37～60cm，雌は39～47cm，尾を除くと，それぞれ20～37cm，20～27cmである。
　生存期間は約3年で雄より雌が長生きする。

（2）ラットの扱い方

　つかみ方は，軍手をはめ，ラットの頭のほうを手前に上から覆うように手のひらを広げてつかみ上げる。足が地についていない宙づりの状態は不安を与えるので，どのようなときでも尾をもってつりさげるようなことは絶対にしてはいけない。

2 実験飼料

　実験する目的により，栄養素の量を変えたり，全く異なるものを加えたりして調合する場合もある。調合する場合，量の少ない成分から乳鉢にとり，順番に成分を加えるごとによく混合する。混合したものはビニール袋に入れて保存する。標準食として調製される場合が多い20％カゼイン食組成の1例を示す（表4-1）。
　今回の実験では市販の固形飼料（CE-2，日本クレア株式会社製）を用いる。固形飼料の組成は表4-2のとおりである。

表4-1　20%カゼイン食組成例

材　　料	%
カゼイン	20
α-コーンスターチ	48.0
コーンオイル	6.0
シュークロース	15.0
セルロース	4.0
ミネラルミックス*	6.0
ビタミンミックス*	1.0
（塩化コリン）	(0.1)

＊　AIN76配合
（　　）内は添加しなくてもよい

表4-2　固形試料組成

材　　料	%
水　　分	9.0
粗たんぱく質	25.0
粗　脂　肪	4.7
粗　繊　維	4.0
粗　灰　分	6.8
可溶性窒素成分	50.5
カロリー（cal）	344.2

3　飼育管理

　動物の生理状態は環境の変化に応じて変動するので一定の環境で飼育することが大切である。以下の条件下で飼育を行う。
　　●温度：22 ± 2℃　　●湿度：40〜60%　　●照明：明暗12時間サイクル
　ラットは騒音に敏感なので飼育室内では静かに作業すること。飼育している間に動物の生態をよく観察し，餌の食べ方，毛並み，糞の状態等を注意して観察すること。
　飼育開始日と解剖する直前に体重を測定しておく。

4　解剖前の処理

　ラットの解剖はその実験に応じて適切な方法で屠殺後または麻酔をかけた状態で実施する。

（1）エーテル吸入麻酔法

　ラットの大きさに合ったデシケーターを用意し，その底にエーテルを染み込ませた脱脂綿またはガーゼを入れ，ふたをして容器内の空気中にエーテルを飽和させる。その後，ラットを入れて麻酔を開始する。

（2）麻酔薬の注射法

　ペントバルビタールナトリウム（シグマ社製）225mgを10%エタノール5mLで溶かしたものを注射液とし，腹腔内に注射し麻酔する方法である。注射針は腹腔内を傷つけないため比較的短いもの（ツベルクリン反応用，26G × 1/2"，45 × 13mm）がよい。これを1mLの注射筒につけてラットの体重100gあたり0.08mLを腹腔内に注射すると2〜3分後に麻酔効果が現れる。麻酔が効いたかどうかの確認はラットに刺激与えても反応しなくなるまで待つ。
　この麻酔法の長所は以下の3点である。
　1．麻酔が完全に効くので，解剖中に目を覚ましたり，痛がったりすることがない。
　2．心臓の様子が観察できる。
　3．各臓器のうっ血がないので，鮮明な色調の臓器が観察できる。

2．ラットの飼育と解剖

　本実験では，1日の絶食が，身体に及ぼす影響について，身体の仕組みが人体とよく似たラットを用いて実験を行う。解剖の際，採取した血液や肝臓が実験材料となるので，慎重にサンプリングを行わなければならない。

※ 目　的
1. ラットを解剖することにより人体の構造を理解する。
2. 餌・水を自由に与えたコントロール群と1日餌を与えず，水だけを与える絶食群で各臓器の重さを比較する。またコントロール群と絶食群のラットより採血し，血清を分離するとともに肝臓を採取して，たんぱく質，脂質等の栄養状態に関連するデータについて分析する。

準備する試料
- □ラット（コントロール）　　□ラット（絶食）

準備する試薬
- □ペントバルビタールナトリウム（シグマ社製，45.0mg/mL の10%エタノール液）　　□生理食塩水

準備する器具
- □ハサミ（鋭直バサミ・鈍直バサミ・骨バサミ）
- □採血用注射筒および注射針
- □ゴム手袋
- □ラップフィルム
- □血清分離剤入り採血管オートセップ（テルモ）
- □軟膏びん
- □ピンセット
- □脱脂綿
- □ティッシュ
- □氷入りアイスボックス
- □サンプルびん
- □新聞紙

1 麻　酔

❶ ラットの体重 100g あたり 0.08mL になるようにペントバルビタール溶液を注射器（1mL，ツベルクリン針つき）に吸い上げ，腹腔麻酔を実施する
　2～3分後に麻酔効果が現れる

☞ 後足を引っ張るなどして，麻酔のききめを確認すること。

2 解　剖

❶ ラット（コントロールまたは絶食）をラップフィルム上に置き，胸部・腹部を生理食塩水で濡らす
　↓
❷ ピンセットで腹壁を持ち上げ，正中線に沿って腹膜を鈍直バサミで上は剣状軟骨（腹部と胸部の境目にある）まで切り開く
　下は恥骨あたりまで切り，斜め上に向かって左と右に切り込みを入れ，腹部を開いて臓器が見えるようにする
　↓
❸ 各臓器の位置と形態を観察しスケッチする

☞ おおざっぱでよいので手早く行うこと。

　↓
❹ 腹部にある腸などの臓器を左側に移動し，脱脂綿で下大動脈をむきだしにさせる
　大腿静脈と腹部大静脈がY字型になっているところに注射針を刺し，ゆっくりと注射器の内筒を引くと血液が流入する

採血管に血液を入れ，氷の中につけておく
体内残存血液は下大動脈を切断して放血する
採取した血液を遠心分離（3,000rpm，10分間）すると血清が得られる
ピペットを用いて上澄をサンプルびんに入れ，冷凍庫に保存する

❺ 左右一対の腎臓と副腎から摘出する
副腎は腎臓上部に脂肪の膜に包まれて存在するので，副腎をとり残さないよう腎周囲脂肪ごと大きめにとり出す
脂肪の膜から副腎をとり出し，腎臓は被膜を剥く
各臓器は生理食塩液で洗い，ろ紙で水気をきってから重さを量る

☞ 右腎は左腎より上部にある。

❻ 胃の下にある脾臓と，脾臓に癒着している膵臓を一緒に摘出する
膵臓は，形が瀰漫性で周囲の脂肪との区別が困難であるが，薄桃色の組織が膵臓，クリーム色が脂肪であるので注意深く切り離す

❼ 生殖器の摘出：左右の足のつけ根あたりから出ている生殖器周囲脂肪の端を引っ張って，精巣を摘出する
脂肪に包まれて精巣に精管が結合したままの状態でとり出されるので，精巣を破らないように精管との結合を切り離す
膀胱のうしろの接合を切って精嚢をとり出す

❽ 消化管の摘出：胃の入口部分を食道から切り離す
胃から肛門までを1本の管としてとり出すために，まず恥骨を切り開いてから，肛門まで，腸と体組織の接合をはずしていく
1つの固まりとしてとり出せたら，秤量する
腸間膜を切りとって1本の管にしてから，長さを測る

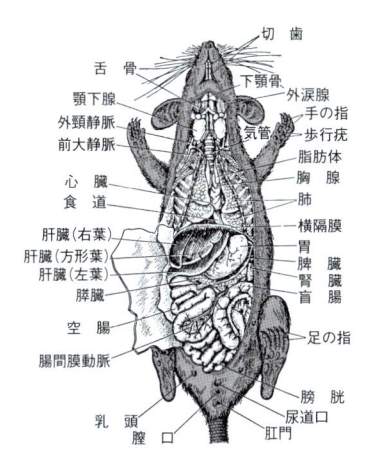

図4-1 ラットの胸腹部内臓（雌）

❾ 肝臓の摘出：肝臓は横隔膜の下に存在するため，ラットの上体を起こし背中に手をそえて，胸をはらせるようにすると，肝臓のつけ根（肝静脈）がみえるので，その部分を切断する
肝臓は6等分し，1個ずつラップフィルムに包んで軟膏びんに保存する

☞ 生理食塩水中で血液をよく洗い流してから処理すること。実験時に1個ずつ解凍して使用する。

❿ 横隔膜を切開する

⓫ 胸腔は肋骨の軟骨接合を切開し，胸腺・心臓・肺の順にとり出す

⓬ 後頭部の皮膚を剥ぎ，耳の後ろあたりの頭蓋骨の終わりの部分に骨バサミで切り込みを入れる
そこから左右の頭蓋骨の外側に少しずつハサミを入れ，ハサミを外側に回して頭蓋骨を割っていく
脳は柔らかいので注意深く後頭部にピンセットを差し込み，脳神経を切断してから，脳を摘出する
摘出した脳は生理食塩水で濡らしたろ紙の上に落とすようにする
大脳・中脳・小脳を確認する

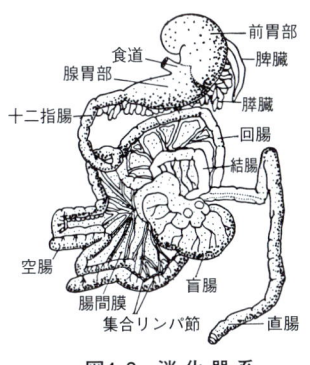

図4-2 消化器系

課題

（1）とり出したすべての臓器について，重量測定をし，色鉛筆でスケッチして，その構造と生体内での役割を調べてみよう。

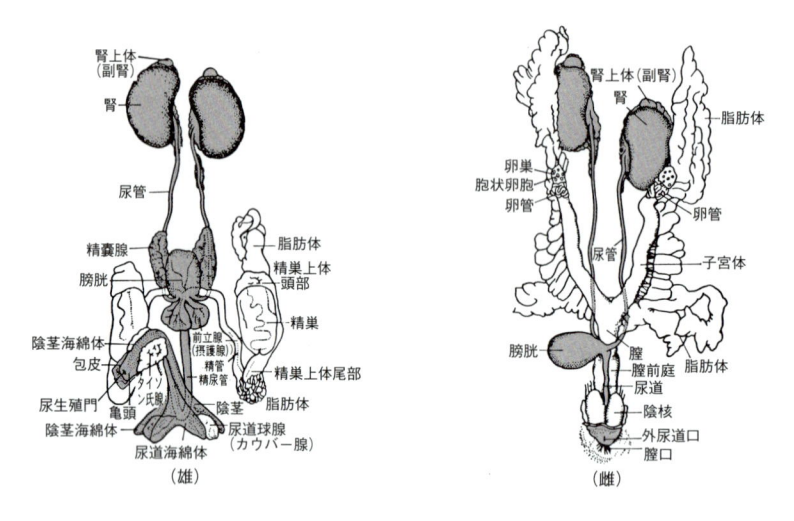

図4-3　泌尿・生殖器系

3 所見の作成

解剖して摘出した臓器の重量が、コントロール群と絶食群で差があるのかどうか各班のデータをつき合わせるために、体重100gあたりの臓器重量を計算する。

課題

（1）肝臓の重量が、コントロール群と絶食群で変わる理由は何か考えてみよう。
（2）コントロール群と絶食群で重さが変わらない臓器がある。その理由は何か考えてみよう。
（3）各班で摘出がうまくいかなかった臓器はどれか。その理由は何か考えてみよう。

3. 血清中のトリグリセリドの定量

血清中の脂質は，トリグリセリド（中性脂肪），コレステロール，リン脂質，遊離脂肪酸および脂溶性ビタミン，カロチンなどの微量の脂溶性物質からなっている。血清中のトリグリセリドの測定は，動脈硬化など生活習慣病の進展を知るうえで重要である。

✹ 目　的

実験では，1日の絶食あるいは食餌を抜かずに採血した場合，血清トリグリセリド値にどのような影響を及ぼすかを調べることを目的とする。

準備する試料

☐ラットの血清（コントロール）0.02mL　　☐ラットの血清（絶食）0.02mL

準備する試薬

☐トリグリセライドE-テストワコー（GPO・DAOS法）

【緩衝液】

☐50m mol/L グッド（PIPES）緩衝液 pH6.5

【発色剤】

☐リポプロテインリパーゼ（*Pseudomonas*属由来）

☐アデノシン-5'-三リン酸ナトリウム水和物（ATP）（*Bacterium*属由来）

☐グリセロールキナーゼ（*Cellulomonas*属由来）

☐グリセロール3-リン酸オキシダーゼ（GPO）（*Streptococcus*属由来）

☐ペルオキシダーゼ（西洋ワサビ由来）

☐3,5-ジメトキシ-N-エチル-N-（2'ヒドロキシ-3'-スルホプロピル）アニリンナトリウム（DAOS）

☐4-アミノアンチピリン

☐アスコルビン酸オキシダーゼ（きゅうり由来）

【基準液】

☐トリオレイン 300mg/100mL

　　〔調製法〕　蒸留水で3倍に希釈して使用する
　　　　　　　トリオレイン 100mg/dL に相当

準備する器具

☐メスピペット　　☐試験管

準備する装置

☐恒温水槽

📖 基礎知識

測定キットを用いる実験について

ラット血清中のトリグリセリド，コレステロール，血糖値（グルコース量）の測定には測定キットを用いる。測定キットとは，目的の物質を測定するために必要な酵素，発色剤，緩衝液がすべて混合されているセットであるが，便利な分，高価であることや消費期限があることに注意したい。

実験の原理

① 試料中のトリグリセリドは，リポプロテインリパーゼ（LPL）の作用によりグリセリンと脂肪酸に分解される。

$$\text{トリグリセリド} + 3H_2O \xrightarrow{\text{LPL}} \text{グリセリン} + 3\text{脂肪酸}$$

② 生じたグリセリンは，ATPの存在下でグリセロールキナーゼ（GK）の作用でグリセロール3-リン酸になる。

$$\text{グリセリン} + \text{ATP} \xrightarrow{\text{GK}} \text{グリセロール-3-リン酸} + \text{ADP}$$

③ 生成したグリセロール-3-リン酸は，グリセロール3-リン酸オキシダーゼ（GPO）の作用を受けて酸化され，ジヒドロキシアセトリン酸と過酸化水素を生ずる。

$$\text{グリセロール-3-リン酸} + O_2 \xrightarrow{\text{GPO}} \text{ジヒドロキシアセトリン酸} + H_2O_2$$

④ 生成した過酸化水素に4-アミノアンチピリンとDAOSをペルオキシダーゼ（POD）の存在下反応させると青色の色素が生成する。この青色色素の吸光度を求めることにより試料中のトリグリセリド濃度を算出する。

$2H_2O_2$ + 4-アミノアンチピリン + DAOS $\xrightarrow{\text{POD}}$ 青色色素 + OH^- + $3H_2O$

3. 血清中のトリグリセリドの定量

❶ 発色試液の調製：発色剤1びんを緩衝液1びんで溶解し，発色試液として使用する ☞ 調製後，2〜10℃保存で10日間使用できる。

↓

❷ 試験管を次のように準備する
　　ラットの血清 0.02 mL：2本
　　ブランク試験用試薬として蒸留水 0.02 mL：2本
　　基準液として3または4濃度段階で各濃度：2本　　☞ 50, 100, 150, 200 mg/dL

↓

❸ 各試験管に発色試液 3.0 mL を加え，よく混合する

↓

❹ 37℃で5分間加温する

↓

❺ 波長 600 nm での吸光度を測定する

↓

❻ 検量線を書き，血清中のトリグリセリド濃度を算出する

課題

（1）血清トリグリセリド値はどのようなときに変動するかを調べてみよう。食事以外の生理的条件の変化について述べてみよう。

4．血糖値の定量

食品由来のグルコースの血中放出により，食後30分もすると血糖値が上昇し，2時間経過してもとのレベルに戻る。

❋ 目　的
本実験では，1日の絶食あるいは食餌を抜かずに採血した場合，血糖値にどのような影響を及ぼすかを調べることを目的とする。

準備する試料
- □ ラットの血清（コントロール）0.02mL　　□ ラットの血清（絶食）0.02mL

準備する試薬
- □ グルコースCⅡ-テストワコー（ムタロターゼ・GOD法）

【緩衝液】
- □ 60m mol/L リン酸緩衝液　pH7.1

【発色剤】
- □ ムタロターゼ（ブタ腎臓由来）　　□ グルコースオキシダーゼ（GOD）（*Penicillium*属由来）
- □ ペルオキシダーゼ（西洋ワサビ由来）　　□ 4-アミノアンチピリン
- □ アスコルビン酸オキシダーゼ（カボチャ由来）

【標準溶液】
- □ ブドウ糖標準溶液（ブドウ糖 200mg/dL）

準備する器具
- □ メスピペット　　□ 試験管

準備する装置
- □ 恒温水槽

📖 基礎知識

血糖値・尿糖値の測定

血糖や尿糖の測定は，糖尿病や糖代謝に異常が起こる各種疾患の診断および治療経過の観察に欠くことのできない生化学検査である。溶液中のD-グルコースはα-D-グルコース36.5%，β-D-グルコース63.5%の割合で平衡を保っている。グルコースオキシダーゼはβ-D-グルコースにのみ特異的に作用し，α型には作用しない。β-D-グルコースが消費されてはじめてα-D-グルコースのβ型への転移が起こるため，グルコースオキシダーゼのみの反応は，終了するまで時間を要することになる。そのため，本キットにはグルコースオキシダーゼに加えて，α-D-グルコースをβ-D-グルコースに変換するムタロターゼが添加され，反応時間の短縮が行われている。

実験の原理

1. 試料に発色試液を作用させると，試料中のグルコースは発色試液に含まれるムタロターゼの作用により，α型からβ型へすみやかに変換する。
2. β-D-グルコースは，グルコースオキシダーゼ（GOD）の作用を受けて酸化され，同時に過酸化水素を生ずる。
3. 生成した過酸化水素は，共存するペルオキシダーゼ（POD）の作用により発色試液中のフェノールと4-アミノアンチピリンを定量的に縮合させる。
4. この赤色の吸光度を測定することにより，試料中のグルコース濃度を求める。

α-D-グルコース

↓ ムタロターゼ

β-D-グルコース $+ O_2 + H_2O \xrightarrow{GOD} H_2O_2 +$ グルコン酸

$2H_2O_2 +$ 4-アミノアンチピリン $+$ フェノール $\xrightarrow{POD}$ 赤色キノン色素 $+ 4H_2O$

❶ 発色試液の調製：発色剤1びんを緩衝液1びんで溶解し，発色試液として使用する　　☞調製後，2〜10℃の保存で1か月使用可能。

❷ 試験管を次のように準備する
　　ラットの血清 0.02mL：2本
　　ブランク試験用試薬として蒸留水 0.02mL：2本
　　標準液として3または4濃度段階で各濃度：2本　　☞100，200，300mg/dL

❸ 各試験管に発色試液 3.0mL を加え，よく混合する

❹ 37℃で5分間加温する

❺ 波長 505nm での吸光度を測定する

❻ 検量線を作成し，血清中のグルコース濃度を算出する

課題

（1）血糖値はどのような生理条件で変動するか調べてみよう。

5. たんぱく質の定量（ローリー法）

✴ 目　的
1日の絶食が，血清たんぱくと肝臓たんぱくにどのような影響を与えるかについてローリー法（Lowry method）で調べる。

準備する試料
- □ラットの肝臓　　□ラットの血清

準備する試薬
- □試薬A：2％炭酸ナトリウム（0.1mol/L 水酸化ナトリウム中）
- □試薬B：0.5％硫酸銅五水和物（1％酒石酸カリウム中，あるいはクエン酸ナトリウム中）
- □フェノール試薬（Folinのフェノール試薬）市販品
- □標準溶液
  - 【調製法】牛血清アルブミン100mg 秤量後，100mLにメスアップする（1mg/mL）

☞ 硫酸銅は産業廃棄物なので，実験の試薬，試料液（血清，肝臓，ブランク）すべて回収する。

📖 基礎知識

ローリー法（Lowry method）
フェノール類と反応して青色を示すフェノール試薬を用いる。たんぱく質のアルカリ溶液は，硫酸銅と反応して錯体を形成する。この錯体がフェノール試薬のリンタングステン酸とリンモリブデン酸を還元して深青色を呈する。

❶ 測定前に試薬Aと試薬Bを50：1の割合で混合したアルカリ性銅試薬をつくる

❷ たんぱく試料 0.5mL（0.1，0.2，0.3mg/mL）に❶ 5mL を加え，室温で20分間放置する
ブランク試験として，蒸留水 0.5mL が入った試験管を用意し，たんぱく試料と同様に❶ 5mL を加え，室温で20分間放置する

❸ フェノール試薬を脱イオン水で2倍に希釈したもの 0.5mL を加えて，室温で30分間放置する

❹ 反応後，波長660nmでの吸光度を測定する

❺ 肝臓のホモジネートの作成：あらかじめ生理食塩水で洗浄した肝臓 1g を採取し，ハサミで細かく切ってからホモジナイザーに入れ，生理食塩水 19mL を加える
ホモジナイザーの内筒を上下させて肝臓をつぶす
沈殿のない均一な液が得られたら，別の試験管にホモジナイズ液 0.5mL をとって 19.5mL の蒸留水を入れる
この希釈液 0.5mL をとって試料液とする

❻ 血清の希釈液作成：あらかじめ血清 0.1mL に蒸留水 4.9mL を加えておく

👉 ワンポイントアドバイス
1日経過したものは使えない。

👉 ワンポイントアドバイス
血液成分等が混じると，データが高く出てしまうため，生理食塩水で洗浄する。

この希釈液から別の試験管に 0.1mL とって蒸留水 0.4mL を加え，試料液とする
試料液は 2 本作成すること

❼ ⑤と⑥にアルカリ性銅試薬 5mL を加え，20分間放置する

❽ フェノール試薬を脱イオン水で 2 倍に希釈したもの 0.5mL を加えて，室温で30分間放置する

❾ 反応後，波長 660nm にて吸光度を測定する

$$\text{血清 (mg/mL)} = \text{検量線より算出したたんぱく濃度} \times \underset{(0.1mL \to 5.0mL)}{50倍} \times \underset{(0.1mL \to 0.5mL)}{5倍}$$

$$\text{肝臓 (mg/g)} = \text{検量線より算出したたんぱく濃度} \times \underset{\text{19mL の生理食塩水}}{20倍（1g の肝臓に）} \times \underset{\text{0.5mL に蒸留水 19.5mL}}{40倍（ホモジナイズ液）}$$

● 肝臓 1 個あたりと体重 100g あたりの肝臓たんぱく量についても算出すること

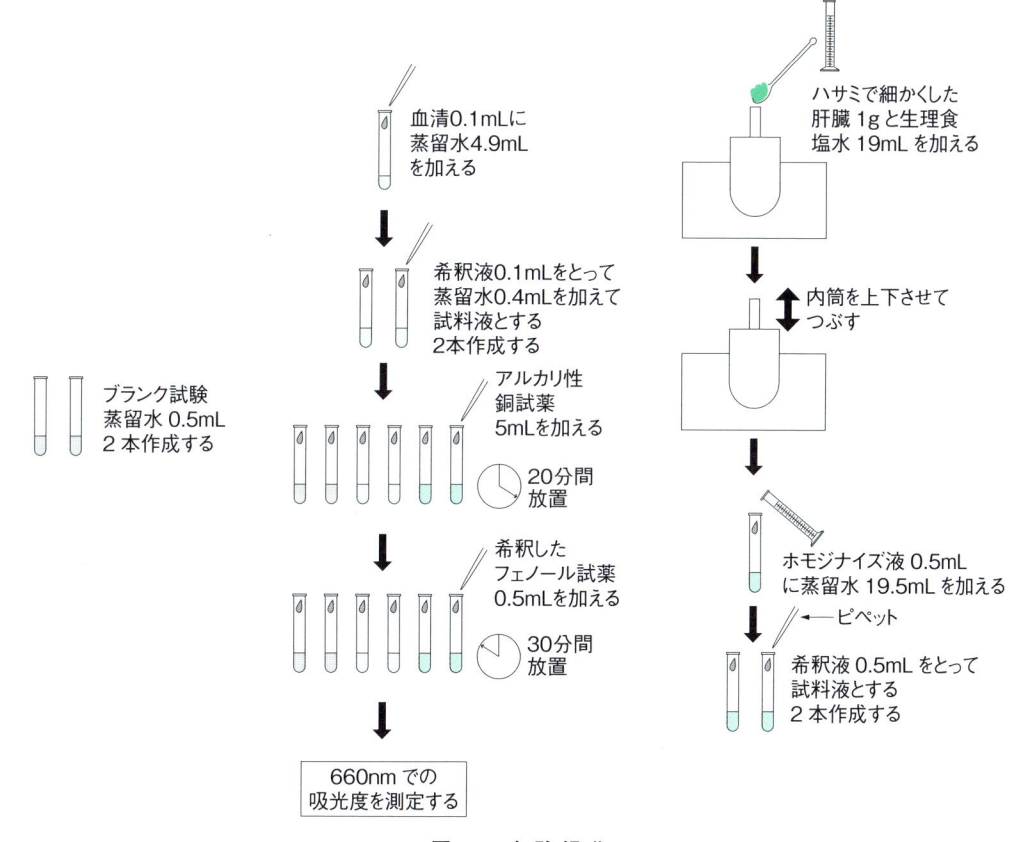

図4-4 実験操作

課題

（1）たんぱく質代謝と食餌たんぱく質との関係について述べてみよう。
（2）摂取たんぱく質が少なくなるとどのような弊害が起こるか考えてみよう。

6. ラット肝臓総脂質の定量（Folch法）

✷ 目　的
1日の絶食が，肝臓の総脂質の量にどのような影響を与えるかについて調べる。

準備する試料
☐ ラットの肝臓

準備する試薬
☐ クロロホルム－メタノール混液（2：1，v/v）

準備する器具
☐ ホモジナイザー　　　☐ PYREX製ネジ口試験管　　☐ 漏斗
☐ ろ紙　　　　　　　　☐ メスピペット（5mL）　　☐ ハサミ
☐ ピンセット　　　　　☐ 生理食塩水入りビーカー　☐ クーラーボックス
☐ パスツールピペット　☐ 竹串

準備する装置
☐ 恒温水槽（100℃近くまで温度があげられるもの）　☐ 卓上遠心機

📖 基礎知識

Folch法

多量の水分を含む試料からの脂質抽出に有効な方法である。分液漏斗に十分に破砕された試料の3〜5倍程度のクロロホルム：メタノール混液（2：1，v/v），クロロホルム：メタノール混液の半量程度の生理食塩液を加え十分に混合すると脂質はクロロホルム層（下層）に，水溶性物質は水層（上層）に分離することができる。

---

❶ 肝臓 0.5g を量りとり，ホモジナイザーに入れ，生理食塩水 2mL を加えて磨砕し，ホモジネート液を調製する　　☞ラット肝臓は生理食塩水で洗い，ろ紙で水気をふきとっておく。

↓

❷ ホモジネート液 2mL を，あらかじめクロロホルム－メタノール混液 5mL を加えたふた付試験管Aにとる

↓

❸ ふたをきっちりしめ，激しく200回上下に振る

↓

❹ 遠心分離（3,000rpm，5分間）する

↓

❺ 下層を試験管Bに分取する
このとき中間層がかなり厚いので，試験管壁に沿って竹串で穴をあけてから，パスツールピペットを下層まで差し込んで液を抜きとるようにする

↓

❻ 試験管Aにクロロホルム－メタノール混液 3mL を加えて，試験管のふたをきっちりしめ，激しく200回振る

↓

❼ 遠心分離（3,000rpm，5分間）する

↓

❽ 下層を分取し，試験管Bに加える
あらかじめ重量を測定しておいた試験管Cに漏斗とろ紙をセットし，ろ過したろ液を入れる

☞ろ紙をセットするときは，水で濡らさない。

❾ 試験管Cをドラフト内で80℃加温して溶媒を蒸発させる
試験管が常温に戻ってから重量を測定し，空の試験管重量を引く

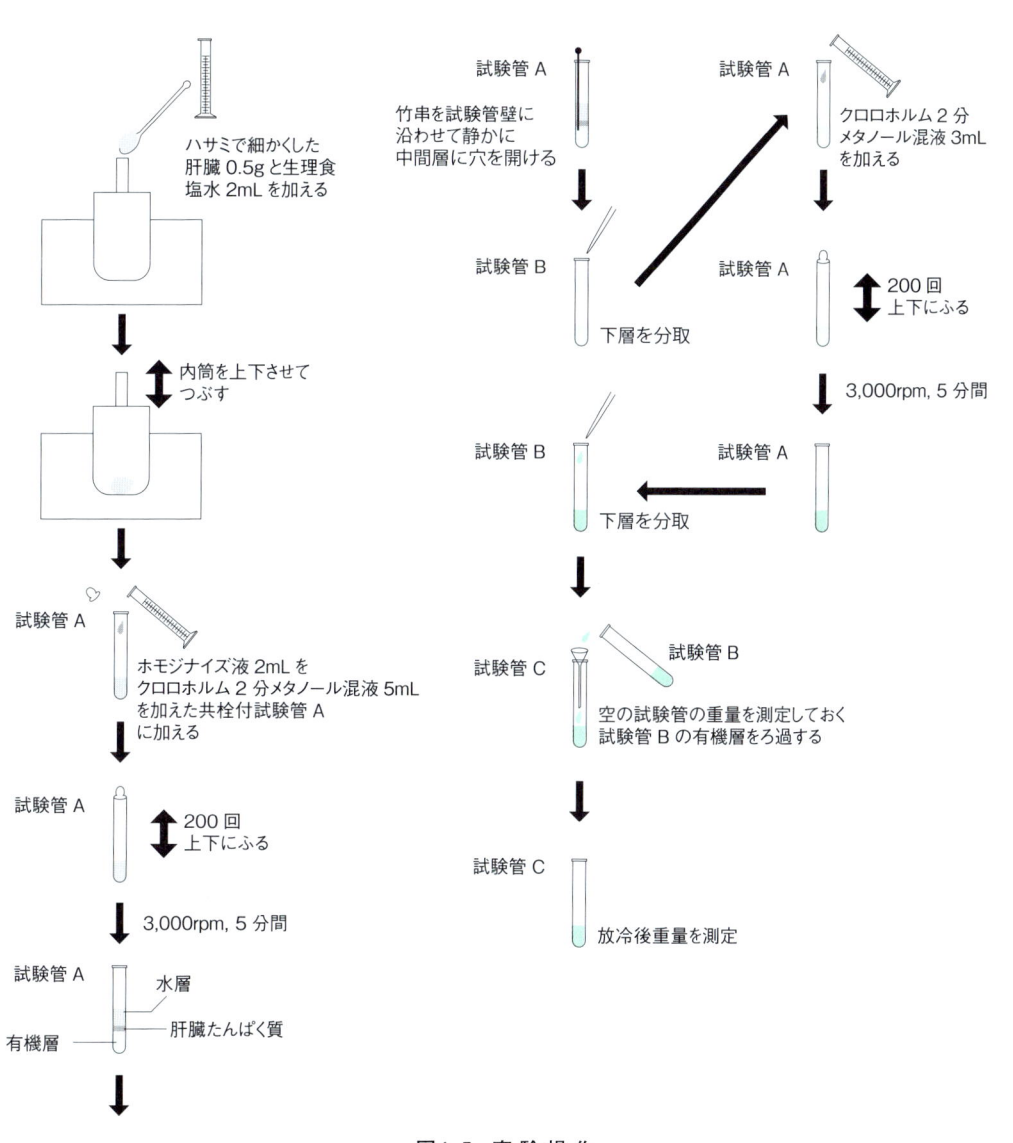

図4-5　実　験　操　作

課　題

（1）肝臓の総脂質の内訳は何か。また総脂質を構成するそれぞれの物質の働きについて述べよう。

7. グルコース-6-ホスファターゼ活性の測定

✳ 目　的

　グルコース-6-ホスファターゼは血糖調節をつかさどる糖新生系の律速酵素として，動物の肝臓と腎臓に局在する。本実験では，肝臓のグルコース-6-ホスファターゼが1日の絶食によってどのような影響を受けるかについて調べる。

準備する試料

- [ ] ラットの肝臓

準備する試薬

- [ ] 0.1mol/L カコジル酸ナトリウム緩衝液（pH6.5）　　　☞ヒ素化合物なので取り扱いには十分注意する。
- [ ] 0.1mol/L エチレンジアミン四酢酸ナトリウム溶液（EDTA）

　　〔調製法〕　カコジル酸ナトリウム緩衝液に0.01mol/Lになるように
　　　　　　　EDTAナトリウム塩を溶かす

- [ ] 0.05mol/L グルコース-6-リン酸　　　☞基質溶液
- [ ] 10%（w/v）トリクロル酢酸（TCA）
- [ ] モリブデン酸溶液

　　〔調製法〕　モリブデン酸アンモニウム1gを0.75mol/Lの希硫酸に溶か
　　　　　　　して100mLにする
　　　　　　　4℃に保存する

- [ ] ANSA還元試薬液

　　〔調製法〕　1-アミノ-2-ナフトール-4-スルホン酸1gを硫酸ナトリ
　　　　　　　ウム6gとともに乳鉢でよく砕いて混合し，その粉末100mg
　　　　　　　を100mLの蒸留水に使用直前に溶かす

- [ ] 2mol/L トリエタノールアミン溶液
- [ ] 無機リン酸標準溶液（5m mol/L リン酸一カリウム）

準備する器具

- [ ] ポリ遠心管（20mL）1本
- [ ] ポリ遠心管（10mL）2本
- [ ] ホモジナイザー
- [ ] 試験管（小）8本

準備する装置

- [ ] 卓上遠心機
- [ ] 恒温水槽

基礎知識

グルコース-6-ホスファターゼについて

　この酵素はグルコース-6-リン酸からリン酸を除くので，その結果細胞からの血液を含む細胞外空間にグルコースが拡散していくことができる。これが肝臓でのグリコーゲン分解の最終段階で，これにより血中グルコースが高くなる。肝グリコーゲンからのグルコース-6-リン酸，筋グリコーゲンからの乳酸や糖原生アミノ酸（主にアラニン）が肝臓や腎臓でグルコースを新生することを糖新生と呼ぶ。糖質の絶え間ない供給が脳神経系と赤血球にとっては大切で，糖新生がストップすると，脳の機能異常が起こる。

実験の原理

　反応基質であるグルコース-6-リン酸はグルコースとリン酸に加水分解される。生成されたリン酸を比色定量して酵素活性を求める。

---

① 粗酵素液の調製[2]：あらかじめ氷冷した生理食塩水 18mL を加えておいたポリ遠心管に肝臓 2g を入れてハサミで細かく切り刻むホモジナイズして遠心分離（3,000rpm，10分間）で核分画を沈殿させ，上澄液を粗酵素液として使用する
　☞ 肝臓は，生理食塩水で洗ってから重さを測っておくこと。
　☞ ホモジナイズは冷やしながら行うこと。

② 反応液：試験管 A にカコジル酸ナトリウム緩衝液 0.65mL と EDTA 液 0.1mL を入れる　　　　ブランク試験液：試験管 B にカコジル酸ナトリウム緩衝液 0.65mL と EDTA 液 0.1mL を入れる

③ 肝酵素液 0.05mL を加えてよく混和する

④ グルコース-6-リン酸 0.2mL を加えて，37℃で15分間反応させる　　　　氷冷10% TCA 溶液 1.0mL を加えて反応を止める

⑤ 氷冷10% TCA 溶液 1.0mL を加えて反応を止める　　　　グルコース-6-リン酸 0.2mL を加えて，37℃で15分間反応させる

⑥ 遠心分離（3,000rpm，10分間）する

⑦ 上澄液 0.4mL を試験管 C に移す　　　　上澄液 0.4mL を試験管 D に移す

⑧ 試験管 C，D と，標準液およびブランク試験液としての蒸留水をそれぞれ 0.4mL ずつ入れたものをそれぞれ 2本ずつ用意し（合計試験管 8本），モリブデン酸液 1.0mL と ANSA 還元試薬液 2.0mL を加える

⑨ 37℃で10分間加温して，2mol/L トリエタノールアミン液 0.5mL を加えてよく混和する

⑩ 780nm での吸光度を測定してそれぞれリン酸量から酵素活性を算出する

$$酵素活性 = \frac{粗酵素液の吸光度 - ブランク試験液の吸光度}{標準液（5mM リン酸溶液）の吸光度 - ブランク試験液の吸光度}$$

$$\times\ 2\ (標準液 0.4mL 中のリン酸量\ \mu mol)$$

$$\times\ \frac{2\ (反応停止後の液量)}{0.4\ (リン酸の定量に使用した液量)}$$

$$\times\ \frac{10\ (臓器1gあたりの粗酵素量)}{0.05\ (測定に使用した酵素量)}$$

$$\times\ \frac{1}{15\ (反応時間)}$$

$$=\ \mu mol\ /\ 分\ /\ g（臓器）$$

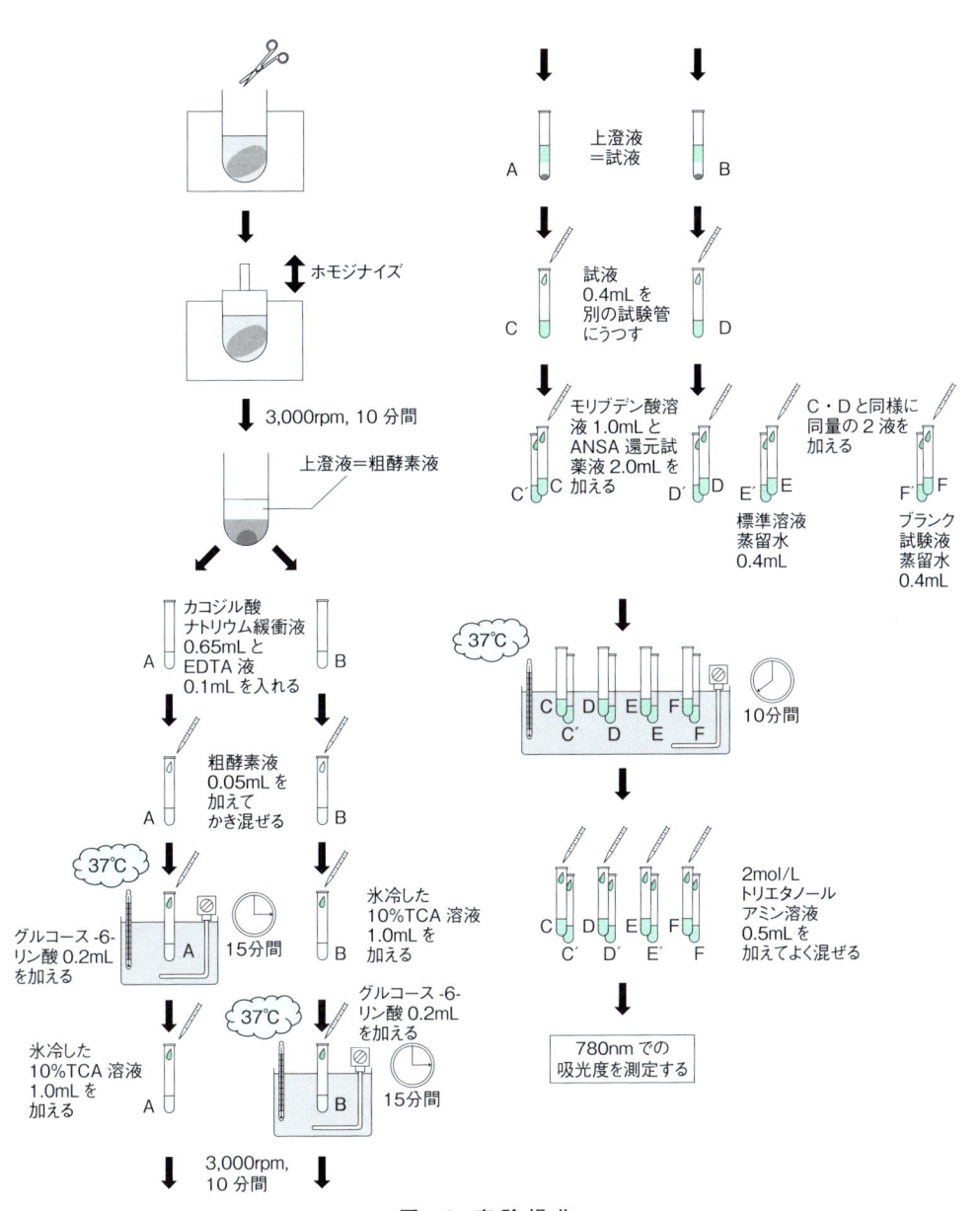

7. グルコース-6-ホスファターゼ活性の測定

図4-6 実験操作

課題

（1）グリコーゲン，血糖値，グルコース-6-ホスファターゼのデータの相互関係を考えてみよう。

8. 肝グリコーゲンの定量

✳ 目 的
1日の絶食が，肝臓のグリコーゲン量にどのような影響を与えるかについて調べる。

準備する試料
- [ ] ラットの肝臓

準備する試薬
- [ ] 30％水酸化カリウム
- [ ] 95％（v/v）エタノール
- [ ] 0.4mol/L 水酸化ナトリウム
- [ ] グルコース測定用キット（グルコースCⅡテストワコー）
- [ ] 飽和硫酸ナトリウム溶液
- [ ] 1.2mol/L 希塩酸
- [ ] グリコーゲン標準溶液（25mg/mL）

準備する器具
- [ ] ふた付遠心管（10〜15mL）
- [ ] 試験管（小）

準備する装置
- [ ] ガスコンロ
- [ ] 卓上遠心機

1：試料の調製－グリコーゲンの単離[3]

① 30％水酸化カリウム 3mL を入れておいた目盛付遠心管に肝臓 2g を加える
遠心管を沸騰水浴中で2〜3回かき混ぜながら 20分間加熱する

② 氷上で遠心管を冷却し，飽和硫酸ナトリウム溶液 0.3mL を加え，よく混和する
さらにエタノール 5mL を加えると肝臓から抽出されたグリコーゲンが沈殿する

③ 遠心分離（2,500rpm，5分間）した後の上澄液を除去した後，グリコーゲンの沈殿を収集する
グリコーゲンの沈殿に蒸留水 5mL を加えて，ゆっくり加温（37℃）して溶解させる
この沈殿は溶けにくいため，加温とタッチミキサーにより繰り返しかき混ぜる

④ 沈殿が完全に溶解したら蒸留水を加えて最終容量を 10mL にする

> **ワンポイントアドバイス**
> 肝臓は生理食塩水で洗い，水気をろ紙でふきとってから秤量する。
> 遠心管のふたを閉めすぎると加熱中に変形してしまうので閉めすぎないように注意する。
> 肝臓が完全に溶解していない場合は加熱時間を延長する。

2：グリコーゲンの加水分解

⑤ 1.2mol/L 希塩酸 1mL を入れておいた試験管Aにグリコーゲン標準溶液 0.25mL と蒸留水 0.75mL を加える

1.2mol/L 希塩酸 1mL を入れておいた試験管Bに肝試料液 0.25mL と蒸留水 0.75mL を加える

⑥ 沸騰水浴中で2時間加熱する
水道水で冷却した後，0.4mol/L 水酸化ナトリウム 3.0mL を加えて中和する
蒸留水を加えて最終容量を 5mL にする

3：グリコーゲンの定量

❼ 試験管Cに⑥の試験管A液 0.25mL を，試験管Dに⑥の試験管B液 0.25mL を，ブランク試験として，試験管Eに蒸留水 0.25mL を入れる

❽ グルコース測定キットを用いて測定する
グルコース反応液 3mL を加えて 37℃で 5 分間加温して波長 505nm での吸光度を測定する

$$\text{肝グリコーゲン (mg/g 組織)} = \frac{\text{肝試料溶液の吸光度} - \text{ブランク値}}{\text{標準溶液の吸光度} - \text{ブランク値}} \times \frac{25\,(\text{標準溶液濃度})}{2.0\,(\text{肝重量})}$$

● 肝臓1個当たり，肝臓1個当たり/体重 100g 当たりについても算出

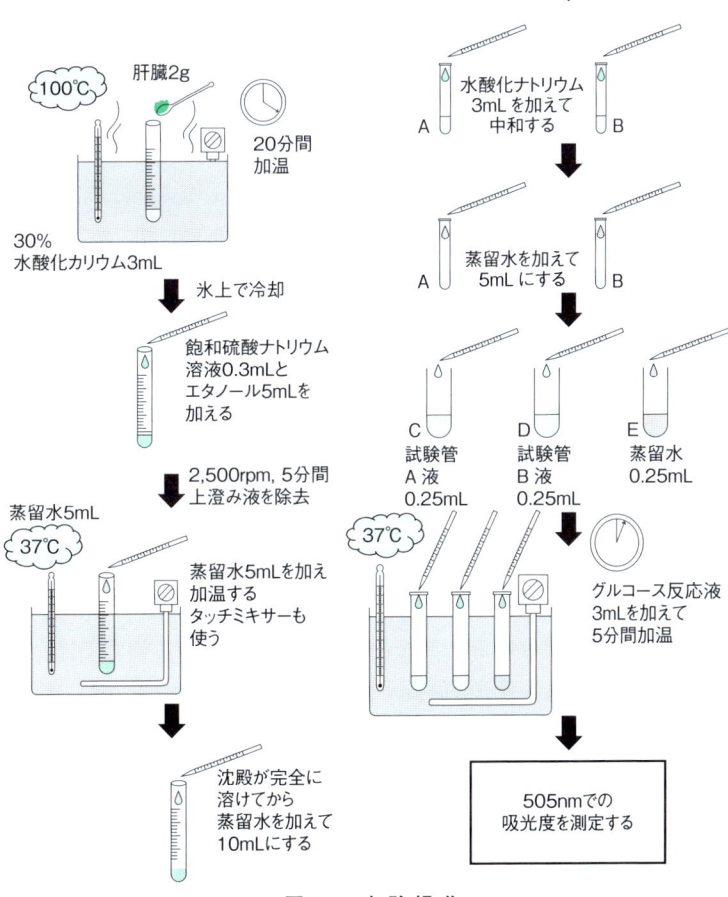

図4-7 実験操作

課題

（1）グリコーゲンの合成と分解の経路について考えてみよう。

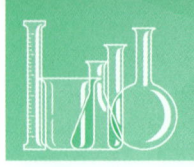

第5章　主要な機器の原理と説明

1. 吸光分析

　吸光分析は，着色溶液または目的成分を含む溶液に，これと作用して発色する試薬を加えて着色させ，可視光線や紫外線の吸収を測定し，その吸収の程度から測定する方法である。

　私たちが視覚的に識別できる色調は，可視光線 380～780nm の範囲である。実際に見える色は，溶液によって吸収された可視光線の残りの色である。この視覚的に見える残りの色を余色という。光の波長とその光の色と余色の関係を表5-1に示す。例えば，赤く見える色は，白色光のうち 495nm 付近の波長の光（青緑）が吸収された残りの色が赤く見えるのである。

　溶液の色の濃さと溶液中の色素の濃度は比例する。さらにそのとき，ある波長において吸収される光の強さは物質の濃度に比例して強くなる。この性質を利用して溶液中の物質の濃度を定量する方法を吸光光度法という。視覚的に見えない紫外線部（200～380nm）に特徴的な吸収波長をもつ物質の定量もできる。

　溶液の濃度と吸光度の関係は，ランベルト-ベール（Lambert-Beer）の法則に従うことが知られている。図5-1のように，溶液層の厚さ b のセル（容器）に呈色した濃度 c の溶液を入れ，これに特定の波長の光をあてたとき，入射光の強さを I_0，透過光の強さを I とすると，入射光の強さに対する透過光の強さの比率（I/I_0）を透過率（T）という。透過率の逆数の対数を吸光度（A）といい，下記のように表され，溶液層（b）の厚さを一定にすれば吸光度は溶液に溶けている溶質の濃度（c）に比例する。

$$A = \log 1/T$$

　また，吸光度（A）は，下記のようにも表され，ε はモル吸光係数といい，b を 1cm，c を 1mol/L の溶液としたときの物質種と波長に固有の値である。これらの値が知られている物質では，吸光度を測定すれば溶液の濃度が得られる。

$$A = \varepsilon cb$$

表5-1　溶液の色と光の波長との関係

波長（nm）	光の色	余色
＜380	紫外	
380～435	紫	黄緑
435～480	青	黄
480～490	緑青	橙
490～500	青緑	赤
500～560	緑	赤紫
560～580	黄緑	紫
580～595	黄	青
595～610	橙	緑青
610～780	赤	青緑

（「升島 努：吸光光度法，Integrated Essentials 分析化学Ⅱ（山口政俊，升島 努，斎藤 寛編），改訂第5版，p.3，2002，南江堂」より許可を得て改変し転載）

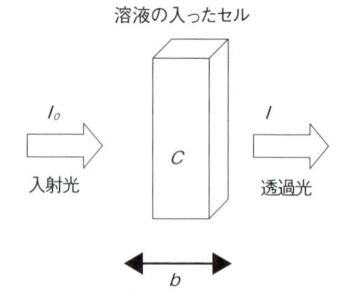

図5-1　溶液による光の吸収

1 分光光度計

　吸光度は分光光度計を用いて測定する（図5-2）。物質は光の波長によって吸光の強さが異なる。したがって，吸光光度法を感度よく行うためには，その物質が最も強く吸収する波長（最大吸収波長）の光を用いて測定する必要がある。基本原理は，光源からの光を特定の波長に分光し，試料溶液の入ったセルにあて，試料溶液を通過した光の強度を測定する。現在では，信頼性が高く操作が容易であり，きわめて安価である。

光源は，可視部領域ではタングステンランプ，紫外部では重水素放電管が用いられる。光はスリットなどを通し平行光線にした後，波長選択部（回折格子）で必要な単色光にし，試料の入ったセルに透過させる。

　セルは可視部測定ではガラス製を，紫外部測定では石英製を用いる。

　試料溶液に一部吸収されて通過した光を測定部で電気信号に変え（光電子増倍管），試料濃度に比例した吸光度が数値で表される。

　分光光度計にはさまざまな機種があり，光路が1本のシングルビーム方式や光路が2本のダブルビーム方式がある。シングルビーム方式はセルを入れ替えて測定する必要があるが，単純な機構なので精度がよく，特定波長の吸収を測定する定量分析に適している。ダブルビーム方式は，単色光に分光されてからダブルビームに分け，一方を対照セル，他方を試料セルに導き両者の通る光の差を測定するため，シングルビーム方式より操作は簡便である。

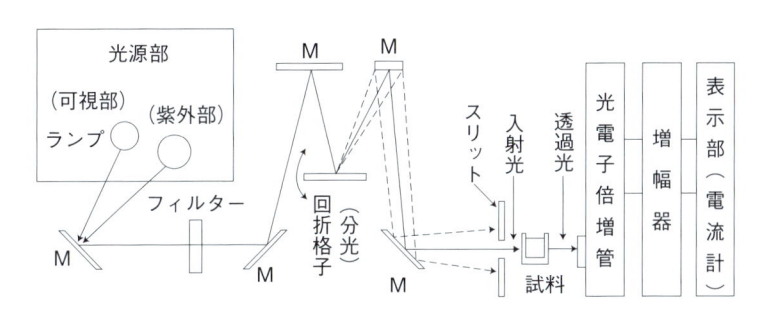

図5-2　測定装置の基本構成

2 マイクロプレートリーダー

　少ない量（500μL以下）の試料や多数の試料の吸光度を測定する場合，96個の穴（ウェル）のあるマイクロプレート（図5-3）を96本分の試験管代わりに用いることができる。

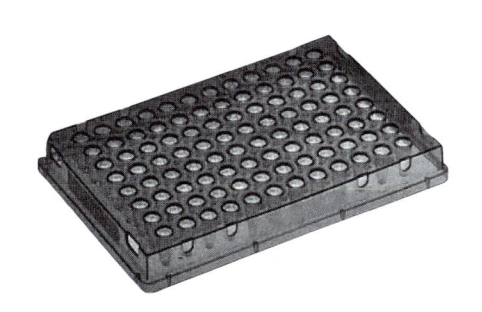

　試料を入れたマイクロプレートは，マイクロプレートリーダー（図5-4）により，瞬時にすべての吸光度を測定し，試料の濃度計算を自動的に行うことができる。

　現在は，ホルモン，免疫抗体や活性物質の定量に広く利用されている。

図5-3　96穴マイクロプレート

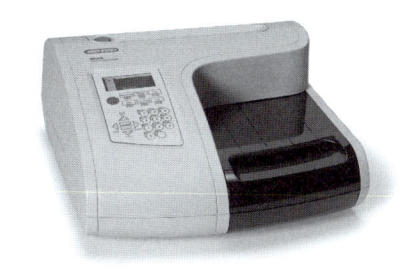

図5-4　マイクロプレートリーダー
　　　バイオ・ラッド ラボラトリーズ株式会社　iMark

2. 原子吸光分析

　原子吸光分析は，金属元素の原子状態での特定波長の吸光を測定するもので，ほとんどの金属元素を感度よく定量でき，試料の形態に依存せず，共存元素やイオンの影響が少ないことが特徴である。

　試料溶液を炎の中で原子蒸気化し，その原子蒸気にある特定の光を透過させると基底状態の原子が光を吸収して励起状態に移行する。その際，原子により吸収された光の強さを測定することにより，試料中の元素濃度を定量する方法である。原子吸光分析での吸光度と試料濃度との関係は，吸光光度法と同様にランベルト－ベールの法則に従う。

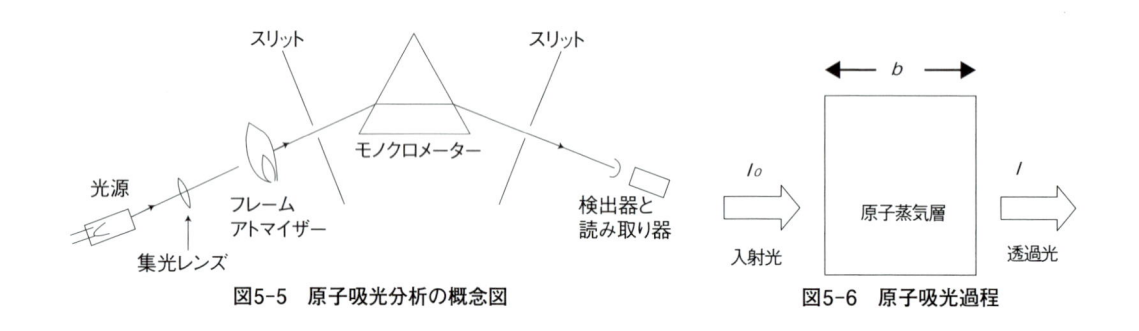

図5-5　原子吸光分析の概念図

図5-6　原子吸光過程

1 原子吸光分光光度計

　原子吸光分析装置は，光源部，試料原子化部，分光部，測光部からなる（図5-7）。

　光源部：光源としては，一般に中空陰極ランプが用いられる。ランプの陰極は分析対象の単一元素あるいはその元素を含む合金でつくられている。そのため，ランプは各元素ごとに個別のものを使用する。

　試料原子化部：原子吸光分析では，原子を蒸気化する必要がある。試料溶液は吸引され噴霧室で噴霧され，その一部が試料原子部の燃料ガスとしてアセチレンおよび助燃ガスとして空気からなる燃焼ガス中で約2,500℃の炎で加熱され，試料成分は溶媒から分離し，原子が分解して原子蒸気となる。この状態では元素は基底状態にある。

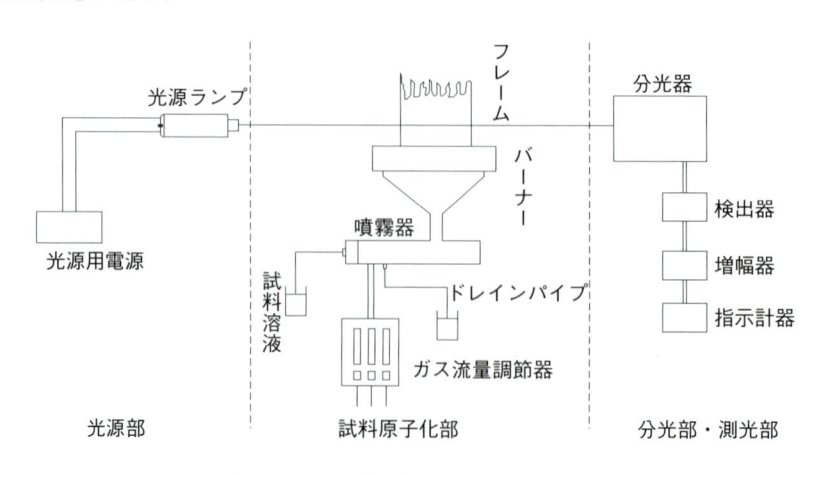

図5-7　原子吸光分光光度計の基本構成

分光部：光源ランプから目的元素を基底状態から励起状態に移行させる特定の波長をもつ光が発せられ，各原子に特定の光が吸収される。分光部では元素特有の波長を選択するために分光器が用いられる。

測光部：光の吸収量を光電子増倍管により電気信号に変えて測定する。光の吸収量を各元素の標準溶液と比較することにより，各元素の濃度を算出する。

表5-2 感度限界

元素	波長 (Å)	感度 (ppm)	元素	波長 (Å)	感度 (ppm)
Al	3092	1.0	Mo	3133	0.1
Sb	2176	0.1	Nd	4634	10.0
As	1937	2.0	Ni	2320	0.1
Ba	5535	0.2	Nb	3349	20.0
Be	2349	0.1	Pd	2476	0.5
Bi	2231	0.1	Pt	2659	1.0
B	2497	250.0	K	7665	0.01
Ca	4427	0.05	Pr	4951	10.0
Cs	8521	0.1	Re	3460	15.0
Cr	3579	0.1	Rh	3435	0.1
Co	2407	0.1	Rb	7800	0.1
Cu	3247	0.1	Ru	3499	0.8
Dy	4212	1.0	Sm	4297	10.0
Er	4008	1.0	Sc	3912	1.0
Eu	4594	2.0	Se	1961	1.0
Gd	3684	20.0	Si	2516	0.8
Ga	2874	1.0	Ag	3281	0.01
Ge	2652	2.0	Na	5890	0.01
Au	2428	1.0	Sr	4607	0.1
Hf	3072	10.0	Ta	4714	10.0
Ho	4104	2.0	Te	2143	0.5
In	3040	0.1	Th	3776	0.4
Fe	2783	0.1	Sn	2354	0.5
La	3928	75.0	Ti	3643	1.0
Pb	2170	0.01	W	4009	1.0
Li	6707	0.03	U	3515	100.0
Mg	2852	0.001	V	3184	1.0
Mn	2795	0.05	Y	3988	2.0
Hg	2537	1.0	Zn	2139	0.01
			Zr	3601	50.0

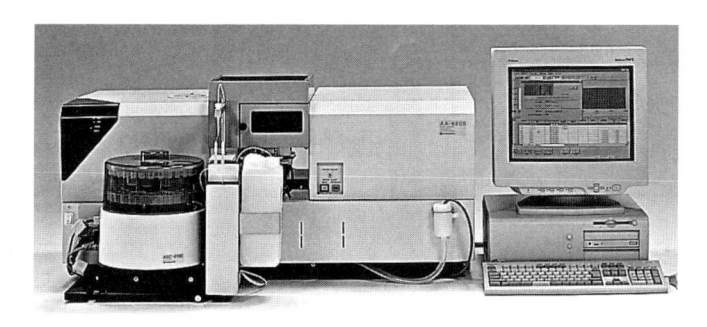

図5-8 原子吸光分光光度計

3. ELISA法

　ELISA法は，生化学や臨床検査ではすでによく用いられている方法である．抗体の特異性を利用していること，検出には酵素を用いて感度を上げていることなどが主な特徴である．操作は簡単で，感度がよく特異性も高いので今後普及すると思われる．
　ここで扱う抗体は，特殊な分析対象たんぱく質やペプチドであれば自分でつくるか，業者に委託する．業者では，20～30万円程度かかるが一度つくればほぼ数十年足りるので一つの研究において一度つくれば十分である．ここでは，簡単な原理の説明と市販品の紹介をしたい．

〔原　理〕
　ELISA（enzymed linked immunosorbent assay）法という名前のとおり本法は，抗原か抗体をまずマイクロイムノプレートに固定することにより抗原抗体反応を組み立てる．U字型，平型などの96穴マイクロプレートが主に用いられる（p.119参照）．

　抗体をプレートの穴に固定し，抗体固相化プレートをつくって行う場合：次に抗原を抗体と反応させるのであるが，図に示すように2つの方法がある．

① 検体中の抗原または検体の反応で生じた抗原と　標識抗原（検出のために標識させた抗原，後述）とを競合させて反応させ，標識抗原が検体の抗原に邪魔されて抗体との結合が減ることにより定量する直接競合法
② 抗原が2つ以上の抗体結合部位をもてば，標識抗原を用いず固相化抗体に検体の抗原を反応させ，さらに標識抗体を競合させるサンドイッチ法

　抗原固相化を用いる場合：この場合もおおむね上記と原理は同じである．次に抗体抗原と標識抗体を加えて固相化抗原と検体抗原を標識抗体と競合させて反応させる直接競合法と，まず，抗体抗原と一次抗体を同時に加えて抗体の一部が固相化抗原以外の抗体抗原と反応してしまうのでその後加えられる標識二次抗体の反応量が減少するのを定量する間接競合法がある．

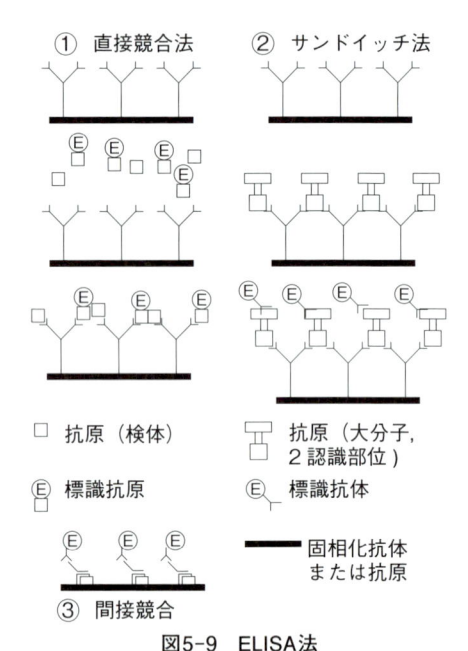

　その他市販の固定化IgG抗体や，標識IgG抗体を用いる方法などがある．

図5-9　ELISA法

1 抗体の作成

　抗体は，自分で作成することができるが，業者に委託することによりその手順を省略できる．ポリクローナルで30万円程度かかるが，ほぼ1研究グループが一生実験に使うくらいは作成できてしまう．モノクローナルの場合は割高となる．また分子量の小さいペプチドの場合は，ウシ血清アルブミン（BSA）によるアジュバント（adjuvant，抗原の免疫原性を高める試薬）も含めて上手に作成してくれる．初心者でこの方法を試みようという場合は，要求するところを業者とよく相談し，できるだけ自分の手順を省くことが時間の節約と成功への近道となる．

2 標識抗原あるいは標識抗体の作成

　抗原あるいは抗体の酵素標識は，その結果によって感度，再現性などに影響を及ぼす。抗体の酵素標識は，ヒンジ法とノンヒンジ法とに大別できる。

　ヒンジ法というのはIgGやF(ab')₂を還元してヒンジ部に生成するチオール基と酵素に導入したマレイミド基などと反応させる。ヒンジ法は重合体が形成されず抗体活性が維持されるのに適当である。

　ノンヒンジ法ではIgGやそのフラグメントのアミノ基を利用して酵素標識を行う。抗原も抗体と同様に酵素標識を行うことができるが，抗体に比べて事例は少ないようである。しかし，鈴木ら[1]のように，今までアイソトープを用いることでしか測定できなかったレニン活性が，アンギオテンシンIの酵素標識を競合抗原としたELISA法を確立し，よい結果を得ている。

　架橋方法としては2段階グルタルアルデヒド法，過ヨウ素酸法，マレイミド法，ピリジンスルフィド法などがある。用いられる標識酵素は，西洋ワサビペルオキシダーゼ，アルカリフォスファターゼ，β-D-ガラクトシダーゼなどがある。

　グルタルアルデヒドは，反応条件が温和で操作が簡単なため広く使われてきた。しかし，グルタルアルデヒドがすべてのアミノ基と無差別に反応できるため抗体または抗原そして標識酵素が重合してしまう欠点があった。2段階法により，先に標識酵素をグルタルアルデヒドで処理することにより少し改善された。西洋ワサビペルオキシダーゼは重合しにくくモノマー標識抗体または抗原が得られる。ペルオキシダーゼの収率が低いことで嫌われている部分もあるが，操作は簡単で鈴木らは，アイソトープが必須であったレニン活性をノンアイソトープ法による測定を可能にした。

ペルオキシダーゼ標識[2]

① 西洋ワサビペルオキシダーゼ（以下PODとする，EIA grade）5mgをpH6.8の0.2mol/Lリン酸ナトリウム緩衝液0.5mLに溶かす
25%グルタルアルデヒド150μLを純水850μLに溶かし，先のペルオキシダーゼ溶液に激しく撹拌しながら添加し，室温で30分間反応させる

② Biogel P-6脱塩カラムにより，未反応のグルタルアルデヒドを除く

③ ペルオキシダーゼ画分を500μL程度に濃縮する
アンギオテンシンI 0.13mgを純水130μLに溶かし，激しく撹拌しながら滴下し，30℃2時間反応させる

④ 0.2mol/L リジン100μLを加え，30℃で1時間反応させる

⑤ 反応液を濃縮し，pH6.5の0.01mol/Lリン酸ナトリウム緩衝液で平衡化したsephacryl S300でゲルろ過を行い，未反応のアンギオテンシンIを除去する

⑥ 得られた酵素標識画分には，0.1%ウシ血清アルブミン（BSA）を加えて保存する

3 ELISA測定法

次にELISA法を簡単に概略する。抗体の作成は別にしても，前述の標識と以下に述べる測定操作は，最もオーソドックスな場合としてとらえていただければよい。実際の詳細は個々の場合で異なることが多いので文献を参照されたい。

❶ マイクロプレートの各ウェルにアンギオテンシンIの抗体を含む血清をコーティングし，4℃で一晩置く

❷ プレートの中身を捨てずに，各ウェルにブロッキングバッファーを加えその後中身を激しく捨てる
空になったウェルに再びブロッキングバッファー（アルブミン溶液）を加え，4℃で一晩置く

❸ プレートの中身を激しく捨てる
プレートを氷の上に置き，レニン反応液（アンギオテンシンI産生）を0.1mLと標識アンギオテンシンI 0.1mLを添加し，4℃で1～2時間反応を行う

❹ プレートの中身を激しく捨て，ウォッシングバッファーで5回ウェルを洗浄する

❺ 550μmol/L 3,3',5,5'-tetramethylbenzidine 0.1mL を各ウェルに加えて37℃で加温し，5分後過酸化水素水（0.01mL/30mL）0.05mLを加え反応させる

❻ 反応停止剤は2mol/L 硫酸 0.1mLであるが，酵素反応時間は，各ウェル同じになるように調整する

❼ マイクロプレートリーダーにより吸光度を測定する
必ず，毎回無処理のアンギオテンシンIを用いた検量線を作成し，その検量線より試料アンギオテンシンIの量を求める

4. アミノ酸分析

たんぱく質の構造解析のための最初の段階は，試料たんぱく質を構成しているアミノ酸組成を確定することである。アミノ酸組成の分析は，まず試料たんぱく質を加水分解（5.7～6mol/L 塩酸を加え105～110℃で24～72時間）し，生じるアミノ酸を専用の装置で定量する。

〔試　薬〕
緩衝液，ニンヒドリン溶液，ニンヒドリン用緩衝液，アミノ酸混合標準溶液がいずれも市販されている。

〔アミノ酸の検出による分析〕
①ニンヒドリン発色法：一般的な方法。スルホン酸型の強酸性陽イオン交換樹脂にアミノ酸を吸着させ，pHおよび濃度の異なる数種類のクエン酸緩衝液を用いてアミノ酸を溶出する。溶出液をニンヒドリンと混合し，反応槽内を通過加熱すると，アミノ酸は紫色の呈色物質DYDA（diketohydrin-dylidene-diketohydrindamine）となり，このDYDAの570nmの吸収を可視吸光度検出器で検出する。ただし，イミノ酸（プロリン，ヒドロキシプロリン）は黄褐色の呈色であり，440nmの吸収を測定する。

②蛍光検出法：ニンヒドリン法に比べ感度が高い。アミノ酸をカラムで分離後に蛍光誘導体化試薬であるo-フタルアルデヒド（OPA）を加え測定する。

〔測定機器による分析〕
①アミノ酸専用機による測定と，②高速液体クロマトグラフィーによる測定が可能である。

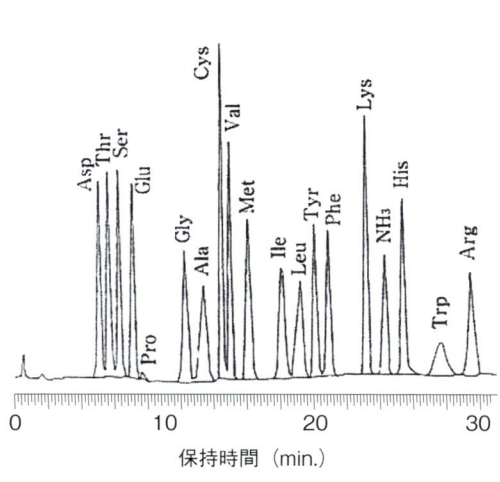

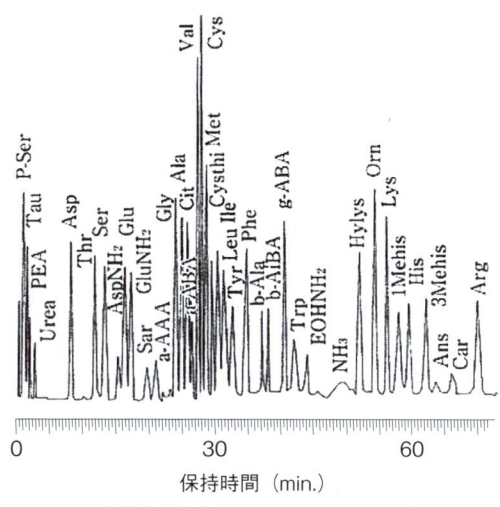

図5-10　たくぱく質加水分解アミノ酸のクロマトグラム（例）　　図5-11　生体成分遊離アミノ酸のクロマトグラム（例）

5. デンシトメーター

　たんぱく質の電気泳動後にCBB（coomassie brilliant blue；クマシーブリリアントブルー）染色を行った場合，吸着される色素量はたんぱく質濃度に比例するので，バンドの色が濃ければ多量のたんぱく質が存在していたことになる。デンシトメーターとは，このようなゲル電気泳動や薄層クロマトグラフィー（TLC）により分離した成分の定量を行うもので，バンドの1レーン分を一方向に最大吸収波長の光でスキャンして染色強度を測定し，数値化（グラフ化）する装置である。デンシトメーターは複数のメーカーから市販されており，透明ゲルでは光の透過（transmission），写真やTLCの場合は反射（reflection）吸収で測定することができる。

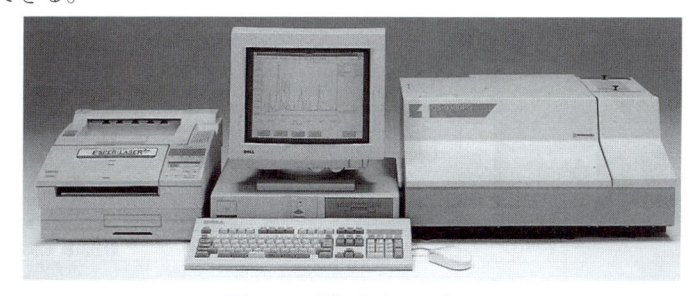

図5-12　デンシトメーター
株式会社島津製作所　二波長フライングスポットスキャニングデンシトメータ　CS-9300PC

〔操作方法〕
　測定法の詳細は，機器により異なるのでそれぞれの操作説明書に従って行う。
　ここでは，一般的な操作概要について述べる。
　本体，パソコン，プリンターの順で電源を入れ，測定するゲルなどを本体のゲルホルダーに動かないようにセットする。まず，バンドのないところでブランクをとる。その後，ビームサイズをバンドより大きめに設定し，測定するレーンにビームを合わせ，波長のスキャンをする。最大吸収波長が決まったら，測定を始める位置にビームを合わせ，最大吸収波長でスキャンする。データ処理ソフトで必要な解析およびプリントを行う。必要に応じてデータファイルを保存する。

6. 動物実験用機器

1 ラット回転式運動量測定装置

　飼育ケージと回転ケージを組み合わせた単一行動追跡モデルで，長期にわたる日周期運動，一般運動を記録することが可能である。測定はカウンターで行うが，このカウンターはマイクロスイッチやフォトセルに交換も可能で，万能デジタルプリンターを使用することにより，長時間の実験データを得ることができる。

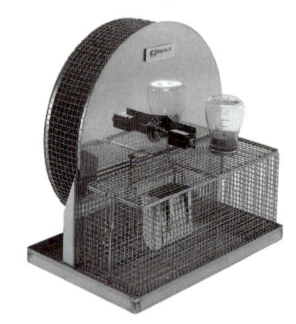

図5-13　ラット回転式運動量測定装置
日本クレア株式会社　CL-4579-1

2 トレッドミル

　小動物を強制的に走行させる機器で，走行するスピードや距離を調節，モニターすることができる。電気刺激やエアー刺激がついているものもあり，さらに密閉式の装置では運動負荷時の呼吸代謝の測定も可能である。レーンを増設することにより，複数匹での実験もできる。

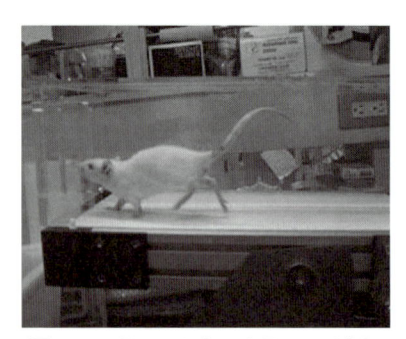

図5-14　ドレッドミルをラットが走行している様子

3 代謝計測システム

　小動物の呼吸代謝（エネルギー代謝）を測定する機器である。O_2/CO_2センサーによりモニターし呼吸商を得る。また複数の動物を等条件下で比較計測でき，トレッドミルを接続することにより，運動時の代謝計測も可能である。

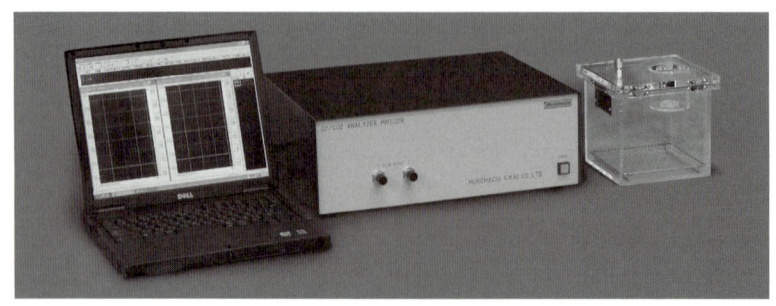

図5-15　代謝計測システム
室町機械株式会社　小動物用代謝計測システム　MK-5000RQ

4 ラット代謝ケージ

　実験動物の摂食量，飲水量，尿量，糞量を測定するためのケージで，各種メーカーから機器が販売されている。栄養学関連の実験においては，栄養摂取と排泄の測定は基本となるものであり，また薬理学の分野においては，化学物質や薬品の生体内での代謝過程と代謝物の動態を正確に検索するためには，被験動物にできるだけストレスを与えずに長期の反復投与実験を行い，排泄物などを連続的に採取することが重要となる。

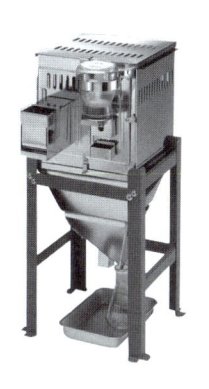

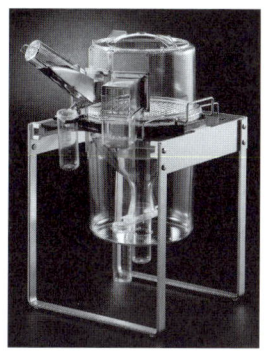

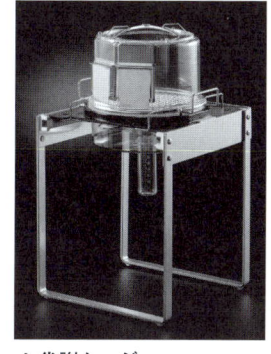

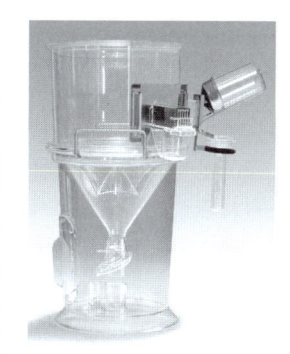

図5-16　ラット代謝ケージ

日本クレア株式会社
CL-0304（CT-10S）II型

テクニプラストジャパン株式会社
代謝ケージ：3700M022　　　採尿ケージ：3700D000

マウス用単独飼育代謝ケージ：
3600M021

5 臨床化学自動分析装置（簡易検査システム）

　従来，病院等で使用されている自動分析装置は大型であったが，現在では小型の機器が販売されている。試験紙および消耗品を購入することにより，多数の項目を一度に測定できる。遠心分離機も内蔵されており，少量の検体で測定できるため，操作性，安全性ともに良好である。

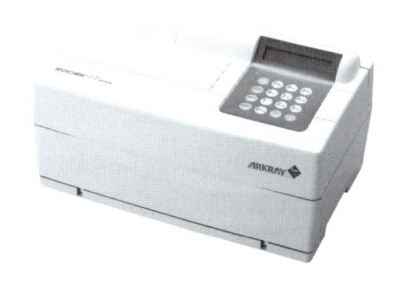

図5-17　臨床化学自動分析装置
アークレイ株式会社
スポットケムEZ SP-4430

6. 動物実験用機器

7. 熱量測定の原理

物質がもつ内部エネルギー（U）の変化量⊿Uは，次の式で表される。

$$\Delta U = \Delta Q + \Delta W \quad (Q：温度，W：仕事)$$

例えば物質を完全燃焼させ，外部に対して仕事をしなかった場合，その温度変化が物質のもつ内部エネルギーの変化量に等しくなる。この原理を利用して，完全に燃焼した物質の熱量を測定することにより，物質のもつ内部エネルギーを把握することができる。

エネルギー量の単位はJ（ジュール）あるいはcal（カロリー）である。公式には国際単位系であるジュールが使われるが，栄養学分野では慣例的にカロリーが用いられることが多い。1calは，1gの水を1℃（14.4℃から15.5℃）上昇させるエネルギー量と定義されている。

食品のエネルギー量を測定する場合，一般にボンベ熱量計が用いられる。これはボンベの中に試料および高圧酸素を封入し，密閉状態で完全燃焼させ，発生した熱をその周りをとり囲む一定量の水に伝え，水の温度上昇から燃焼熱量を算出する装置である。この熱量測定に問題となるのが，ボンベ周囲の水からの，外界への熱損失である。熱研式断熱法を用いている装置では，ボンベ周囲の水を内槽とし，さらにその周囲を外槽で囲み，内槽水の温度上昇に応じて外槽水の温度を追随させてその差をなくすことで，内槽水の熱損失を防いでいる。

このような相対断熱を行うことで，試料の燃焼熱と内槽水の温度上昇の間には次のような式が成り立つ。

$$Q = C(W + w) \times td$$

　　Q：燃焼熱（J）　C：水の比熱（J/g℃）

　　W：ボンベ等の水当量　w：内槽水（g）　td：上昇温度（℃）

このとき，基準となる温度を一定に保つことでCを一定にでき，またW，wを一定にすることで，C(W + w)を定数Kとすることができる。したがって上の式は

$$Q = K \times td$$

となり，安息香酸等の標準試料を用いて温度上昇を求め，それに相当する熱量（J）を算出するように予め調整しておけば，試料を完全燃焼させたときの発熱量を測定することができる。

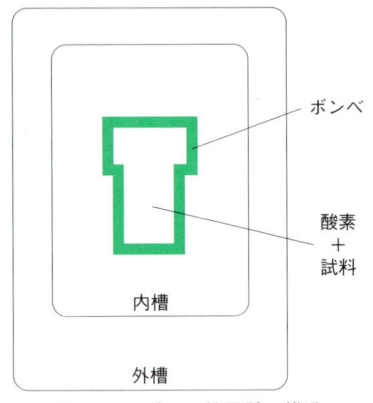

図5-18　ボンベ熱量計の構造

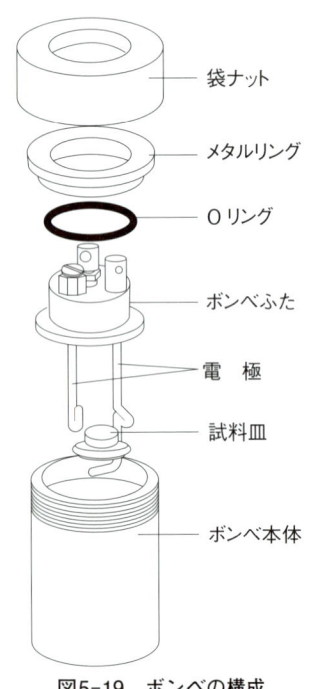

図5-19　ボンベの構成

1 食品の物理的燃焼値の測定

　動物は自らが活動するエネルギーを得るために食品を摂取する。その食品に含まれるエネルギー量は，ボンベ熱量計を用いて装置内で完全燃焼させ，その発熱量から求められる。これを物理的燃焼値といい，食品の代謝産物と燃焼生成物が一致する場合には，この値がそのまま生体内で利用できるエネルギー量として考えられる。

✳ 目　的
　ボンベ熱量計を用いて食品が完全燃焼した際に発生する熱量を測定し，物理的燃焼値を算出する。

準備する試薬
　□安息香酸（錠剤）　　□でん粉　　□カゼイン

準備する器具
　□精密天秤　　□雁皮紙　　□ニッケル線　　□酸素ボンベ　　□ルツボ

準備する装置
　□熱研式自動ボンベ熱量計（島津製　CA-4PJ）

📖 基礎知識

物理的燃焼値と生理的燃焼値

　食品中の栄養素がもつエネルギー量には，物理的燃焼値と生理的燃焼値とがある。

　物理的燃焼値は，ボンベ熱量計内で食品を完全燃焼させ，発生した熱量を測定することで求められる。他方，生理的燃焼値は摂取した食品を生体内で利用する際に発生するエネルギー量である。このとき，摂取した栄養素がすべて吸収され，その燃焼（代謝）による代謝産物が，ボンベで完全燃焼させた場合の燃焼生成物と同一であれば，生理的燃焼値と物理的燃焼値は一致する。しかしながら，摂取した栄養素が体内に吸収されない，利用されない，あるいは燃焼生成物とは異なる形へ変換され，体外へ排泄されてしまう場合，生理的燃焼値と物理的燃焼値は一致しない。

　したがって，生理的燃焼値を求めるには食品の消化吸収率が重要であり，3大栄養素においてこれらが考慮された熱量がアトウォータ係数である。

（1）測定の前準備

正確な燃焼値を測定するために，実習前までに以下の作業を行っておく。

準備1：試料の乾燥

本実習で用いる試料には水分（遊離水）が含まれている。この水分は保存状態によって含有量が変動し，重量はあるが熱量をもたないため，物理的燃焼値を測定する際に誤差の要因となる。これを取り除くために，下記の要領で試料をあらかじめ乾燥しておき，実習に用いるのが望ましい。

❶ ルツボに試料をとってふたをし，精密天秤で重量を測定する

❷ ふたをずらし，105℃で2時間加熱する

❸ ふたを閉め，デシケーター内で冷まし，重量を測定する

❹ ②の要領で，30分間加熱する

❺ ③の要領で，重量を測定する

❻ ④，⑤を繰り返し，重量が一定になったら乾燥を終了し，実習までデシケーター内で保管する

☞ 手の皮脂がつかないように，作業中はゴム手袋などを着用するのが望ましい。

準備2：熱量計の校正

熱量測定の原理の項で説明されているとおり，熱量計は標準試料（安息香酸）の完全燃焼による温度上昇とその熱量を調整することで，試料の燃焼値を正確に求めることができる。

❶ 精密天秤で安息香酸（錠剤）の重量を測定する（0.1mgの精度）

❷ 点火用ニッケル線（約10cm）を電極の溝に挟むように接続する

❸ 安息香酸を試料皿に載せ，ニッケル線を安息香酸の中心のくぼみに挿入する（図5-20）

❹ ボンベふたをボンベ本体に挿入し，Oリング，メタルリング，袋ナットを装着し，十分に締めつける

❺ ボンベ内に，酸素を2.5～3.0MPa程度の圧力になるまで流入する

❻ ボンベを傾けたり衝撃を与えたりしないように注意しながら水中へ沈め，酸素が漏れていないか確認する

❼ ボンベを測定器のつり下げ金具にとりつけ，内槽へ落とし込む

❽ 本体のスイッチを入れ，燃焼を開始する

❾ 安息香酸に点火し，パネルメーターの表示値が安定してからFINISHランプが点灯するまでの間に，パネルメーターの値が"26456×安息香酸重量（g）"となるように，CALIBRATIONつまみを調整する

☞ 安息香酸はデシケーターなどの中で保存しておき，水分の吸収を防ぐ。

☞ 高圧であり危険であるので作業には細心の注意を払う。

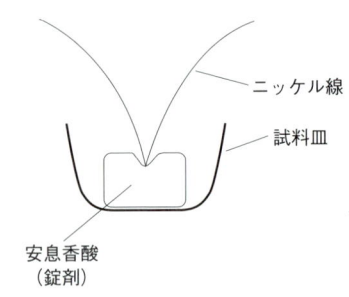

図5-20 安息香酸へのニッケル線の挿入

⑩ 燃焼が完了したら，ボンベをとり出す

⑪ ボンベを分解し，試料が完全燃焼していることを確認する

⑫ ボンベを洗浄し，ペーパータオルなどで清拭し，乾燥させる

⑬ 校正を3回繰り返し，g当たりに換算した燃焼熱が誤差80J以内であれば校正を終了する（入らない場合は再度繰り返す）

（2）物理的燃焼値の測定

① 精密天秤で雁皮紙の重量を測定する（0.1mgの精度）

② この雁皮紙上にでん粉1g程度をとり，0.1mgの精度で重量を測定する

③ でん粉を雁皮紙で包む

④ 点火用ニッケル線を③に巻きつけ，試料皿に載せる（図5-21）

⑤ ニッケル線の端を電極の溝に挟むように接続する

⑥ 熱量計の校正の④～⑧と同様の作業を行う

⑦ 燃焼が完了したら，測定値を記録する

⑧ 熱量計の校正の⑩～⑫の作業を繰り返す

⑨ 試料をカゼインとして，本項①～⑧の作業を繰り返す

☞ 雁皮紙は薄く破れやすい。試料がこぼれると完全燃焼せず，正確な値を得られないので注意して包む。

☞ ニッケル線は互いに触れないようにする。
触れていると点火しない可能性がある。

◆物理的燃焼値の算出

① 物理的燃焼値の測定の②で測定した重量（雁皮紙＋試料）から，同項①の重量（雁皮紙の重量）を減じ，試料の重量を算出する

② 雁皮紙1g当たりの熱量（16,334J）に雁皮紙の重量を乗じ，雁皮紙のみの熱量を算出する

③ 物理的燃焼値の測定の⑦で得られた熱量から②の熱量を減じ，試料の物理的燃焼値を算出する

④ ③を①で除し，試料1g当たりの物理的燃焼値を算出する

⑤ 単位をJ（ジュール）からkcal（キロカロリー）に変換する（4,184J＝1kcal）

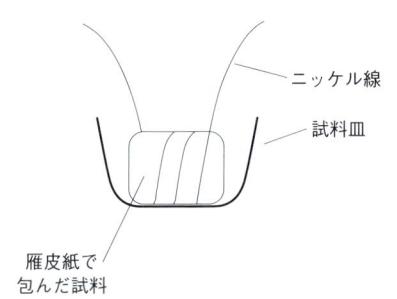

図5-21 試料へのニッケル線の巻き方

課題

（1）今回測定したでん粉（糖質）およびカゼイン（たんぱく質）の物理的燃焼値と，それぞれの生理的燃焼値（アトウォーター係数）を比較して，その差について考察してみよう。

（2）でん粉1gを完全燃焼させるのに必要な酸素の量（理論値）を算出し，実際にボンベ内（容積300mL）に封入されている酸素量と比較してみよう。

文　献

第1章　基礎栄養学実験の基礎
2．器具・装置
●参考文献
- 浅野　勉ほか：栄養生化学実験，共立出版，1997

3．試　　薬
●参考文献
- 相原英孝ほか：イラスト生化学実験，東京教学社，2004
- 浅野　勉ほか：栄養生化学実験，共立出版，1997

4．容量分析
●参考文献
- 荒井綜一編：食品学実験，樹村房，1988
- 小原哲次郎ほか編：食品の化学実験，地球社，1977

5．pHの測定
●参考文献
- 林　淳三編：新訂 生化学実験，建帛社，1998
- 田代　操編著：生化学実験，化学同人，2004

6．数値処理
●参考文献
- 荒井綜一編：食品学実験，樹村房，1988

第2章　5大栄養素に関する実験
1．糖
●参考文献

1～3
- 谷口・奥田編：生化学実験，講談社サイエンティフィック，1989
- Medical Technology 臨時増刊：臨床検査反応系のすべて，28（10），医歯薬出版，2000
- 阿南・阿部・原：臨床検査講座　生化学，医歯薬出版，2001
- 田代　操編著：生化学実験，化学同人，2004
- 林・廣野編：シンプル生化学 第5版，南江堂，2007
- D. T. Plummer著，廣海啓太郎ほか訳：実験で学ぶ生化学，東京化学同人，1981
- Medical Technology 臨時増刊：臨床検査反応系のすべて，28（10），医歯薬出版，2000
- 二國二郎監修，中村・鈴木編：澱粉科学ハンドブック，朝倉書店，1977
- 渡辺忠雄編：食品化学実験，講談社サイエンティフィック，1978
- 中村・貝沼編：澱粉・糖質関連実験法，学会出版センター，1986
- 竹本・宮田・木村：包接化合物～基礎から未来技術へ～，東京化学同人，1989
- 不破・小巻・檜作・貝沼編：澱粉科学の辞典，朝倉書店，2003
- 菅原・福澤編：Nブックス　食品学Ⅰ，建帛社，2003

4～5
- 林　淳三編著：新訂 生化学実験，建帛社，1998
- 林　淳三編著：基礎栄養学 第2版，建帛社，2005
- 浅野　勉・伊藤順子・河西恵子・倉沢新一・坂入和彦・高橋誠司・一寸木宗一：生化学実験書，第一出版，1990
- 林　淳三編著：基礎栄養学 第2版，建帛社，2005

2．たんぱく質
●参考文献

1，4～5
- 菅原龍幸・青柳康夫編著：新版 食品学実験書，建帛社，2006
- 林　淳三・浅野　勉・木元幸一・倉沢新一・小畠義樹・藤森直江：新訂 生化学実験，建帛社，2006

- 村上俊男編著：基礎からの食品・栄養学実験，建帛社，2005
- 相原英孝・竹中晃子・田村　明・長谷川昇：イラスト栄養生化学実験，東京教学社，2004
- 田代　操編著：生化学実験，化学同人，2004

3．脂　　質
●参考文献
1～2
- 日本生化学学会：新生化学実験講座4　脂質Ⅱリン脂質，東京化学同人，1991
- 日本生化学会編：生化学実験講座3　脂質の化学，東京化学同人，1990
- 田村善蔵・由岐英剛編：生化学分析法，南江堂，1984
- 相原英孝・竹中晃子・田村　明・長谷川昇：イラスト栄養生化学実験，東京数学社，2005
- 吉田　勉：新しい生化学・栄養学実験，三共出版，2002

4～5
- 藤野安彦：生物化学実験9　脂質分析法入門，学会出版センター，1978

4．ビタミン
●参考文献
- 阿左美章治代表：生理・生化学実験　1.4ビタミン，地人書館，2003
- 菅原龍幸・前川昭男：新食品分析ハンドブック　2.6ビタミン，建帛社，2006
- 矢沢洋一共著：基礎生化学実験，三共出版，1992

5．ミネラル
●参考文献
- 小原哲二郎・鈴木隆雄・若尾裕之監修：食品分析ハンドブック，建帛社，1989

第3章　酵素実験
●参考文献
- D. T. Plummer（廣海啓太郎ほか訳）：実験で学ぶ生化学，東京化学同人，1981
- 相原英孝他：イラスト栄養生化学実験，東京教学社，2004
- 下西康嗣他：新　生物化学実験の手引き2　タンパク質の分離・分析と機能解析法，化学同人，1996

第4章　動物実験
1．動物実験について
●引用文献
1）川村一男編著，遠藤章二・後藤美代子・蓙田清明・宮川豊美：新訂解剖生理学実験，建帛社，2001，pp.133～143

7．グルコース-6-ホスファターゼ活性の測定
●引用文献
2）D. T. Plummer（廣海啓太郎ほか訳）：実験で学ぶ生化学，東京化学同人，1993，p.310

8．肝グリコーゲンの定量
●引用文献
3）D. T. Plummer（廣海啓太郎ほか訳）：実験で学ぶ生化学，東京化学同人，1993，pp.312～313

第5章　主要な機器の原理と説明
3．ELISA法
●引用文献
1）免疫化学測定法研究会，23～28，1997，同39～46，1998
2）*Clin. and Exp. Hyper.* Theory and Practice, A **12**（1），83～95，1990

●参考文献
- 菅原龍幸・前川昭男監修：新食品分析ハンドブック　8.7 ELISA法，建帛社，2000

4．アミノ酸分析
●参考文献
- 菅原龍幸・前川昭男監修：新食品分析ハンドブック　2.2 たんぱく質・ペプチド・アミノ酸，建帛社，2000

さくいん

A〜Z

ALP	81
Brockmann-Chen反応	66
Carr-Price反応	66
ELISA法	122
Folch法	110
Furter-Meyer反応	66
L-アスコルビン酸	72
pH	14, 80
pH試験紙・pHメーター	14
Probluda-McCollum反応	69
Rf	48
SI基本単位	8
SPF動物	98
TBA法	58
TNBS法	47
x^2検定	17

あ

アイソザイム	92
アポ酵素	81
アミノ酸分析	124
アミロース	23
アミロペクチン	23
アルカリ	7, 80
アルカリフォスファターゼ	80
アルコール発酵	94
アルドース	19
アルブミン	39
アントロン法	27

い・う・え・お

異性化酵素	81
インドフェノール法	72
上皿天秤	4
エーテル吸入麻酔法	99
塩化ナトリウム溶液（0.1mol/L）	8
塩基性	80
塩酸（0.2mol/L）	8
遠心分離機	5
オサゾン	72
オサヒドラジン法	72

か

解糖系	94
解剖	100
過酸化脂質	58
可視光線	118
加水分解	55
加水分解酵素	81
ガスバーナー	4
カゼインの分離	32
カゼインミセル	32
カタール	86
過マンガン酸カリウム滴定法	11
ガラス器具	4
カルシウムの定量	78
カルシウム標準溶液	12
カルセイン指示薬	12
還元糖量	30
乾式灰化法	76
肝臓の総脂質	110

き

危険・毒物試薬	7
基質特異性	92
基質濃度	86
拮抗阻害	89
規定度	7
吸光光度法	118
吸光度	118
吸光分析	118
キレート滴定	12

く

グラム当量	7
グリコーゲン	26
——の量	116
グルコース-6-ホスファターゼ	112
グルコース濃度	107
グロブリン	39
クロマトプレート	48

け

蛍光検出法	124
鶏卵のたんぱく質	46
血漿の処理	77
血清の処理	77
血清たんぱく質	39, 40
血糖値	106
ケトース	19
嫌気的呼吸	94
原子吸光分光光度計	120
原子吸光分析	120
検量線	17

こ

恒温槽	5
好気的呼吸	94
酵素	80
——の失活	84
酵素活性	86
高速液体クロマトグラフィー	124
酵素阻害	89
コール酸	60
糊化	24
心構え	1
糊精化力	29
コレカルシフェロール	66
コレステロール	52
コントロール群	100

さ

最大吸収波長	118
細胞障害	58
サルコフスキー反応	53
酸	7, 80
酸化還元酵素	81
酸化還元滴定	11
酸化ストレス	58

し

ジアゾ法	68
試験管ミキサー	5
脂質の定性	50
指示薬	9
湿式灰化法	77
至適pH	80
至適温度	84
自動ピペット	4
試薬の濃度	7
重量対容量百分率	7
重量百分率	7
蒸留水	7
食塩水（0.9%）	8
触媒	84

す・せ・そ

膵液リパーゼ	60
水酸化ナトリウム溶液（2mol/L）	8
水素イオン指数	80
水中油滴型	51
生体触媒	84
生体試料からの脂質の抽出	62
生理的燃焼値	129
絶食群	100
セリワノフ試薬	20
セリワノフ反応	22
セルロースアセテート膜	40, 42

阻害物質定数	89	尿糖値	106	**ま・み・め・も**		
粗でん粉の調製	24	ニンヒドリン発色法	124	マイクロチューブ	4	
ソモギーネルソン法	30	**は**		マイクロプレートリーダー	119	
た		バーフォード試薬	20	麻酔薬の注射法	99	
代謝計測システム	126	バーフォード反応	22	ミカエリス・メンテン型酵素	86	
唾液アミラーゼ	28	薄層クロマトグラフィー	48,54	ミネラル	76	
脱イオン水	7	パンクレアチン	46	免疫グロブリン	39	
単糖	19	**ひ**		モーリッシュ反応	20,21	
たんぱく質の消化と吸収	47	ビアル試薬	20	モル	7	
たんぱく質の等電点	32	ビアル反応	22	**ゆ・よ**		
たんぱく質の変性	32,84	ビウレット反応	34	有意差検定	17	
ち		ビウレット法	34	有機溶媒	7	
チアミン	64	比活性	86	有効数字	16	
チオクロム反応	64	非拮抗阻害	90	油中水滴型	51	
中性	80	ビタミンA	66	ユニット	86	
中性脂肪	50	ビタミンB_1	64	ヨウ素反応	20,21	
——の消化	60	——の呈色反応	69	容量百分率	7	
中和滴定	9	ビタミンB_2	64	要冷蔵・要冷凍試薬	7	
沈殿滴定	13	ビタミンC	72	余色	118	
て		ビタミンD	66	**ら**		
滴定キット	104	ビタミンE	66	ラインウェーバー・バークのプロット		
鉄の定量	78	標識抗原	123		87	
デヒドロアスコルビン酸	72	標識抗体	123	ラット	98	
転移酵素	81	標準偏差	16	ラット回転式運動量測定装置	126	
電気泳動	39,40	標準溶液	9	ラット代謝ケージ	127	
電子天秤	4	**ふ**		卵白たんぱく質の消化	46	
デンシトメーター	125	ファクター	9	ランベルト・ベール	118	
でん粉の糊化	24	服装	1	**り**		
でん粉のヨウ素反応	23	プチアリン	28	リアーゼ	81	
でん粉溶液（1％）	8	物質の同定	48	リーベルマン・ブルヒアルト反応	52	
と		物理的燃焼値	129	リガーゼ	81	
糖質の定性	18	フラノース	19	力価	9	
糖新生	113	プロテアーゼ	46	リボフラビン	64	
等電点	40	分光光度計	118	硫酸（1mol/L）	8	
等電点沈殿	32	**へ・ほ**		リンの定性	33	
動物実験	98	平均値	16	リンの定量	79	
糖溶液の判定	20	ヘキソース	19	リン脂質	50	
トコフェロール	66	ベネジクト試薬	20	臨床化学自動分析装置	127	
ドラフト	7	ベネジクト反応	21	**る・れ・ろ**		
トリグリセリド	54,103	ペルオキシダーゼ標識	123	ルミフラビン反応	64	
トレッドミル	126	ペントース	19	レチノール	66	
に		補欠分子族	81	レポート	2	
乳化	60	補酵素	81	ローリー法	37,108	
乳酸脱水素酵素	80	ホスホリパーゼ	92	ろ過器	4	
乳酸発酵	94	ホロ酵素	81	ろ紙	4	
		ボンベ熱量計	128			

〔編著者〕
木元 幸一（きもと こういち）　東京家政大学健康科学部 特任教授
鈴木 和春（すずき かずはる）　元仁愛大学人間生活学部 教授

〔執筆者〕（五十音順）
阿左美 章治（あざみ しょうじ）　東京聖栄大学附属調理師専門学校 校長
阿部 尚樹（あべ なおき）　東京農業大学応用生物科学部 教授
池田 尚子（いけだ たかこ）　昭和女子大学生活科学部 准教授
海野 知紀（うんの とものり）　東京家政学院大学人間栄養学部 教授
小野瀬 淳一（おのせ じゅんいち）　東京農業大学応用生物科学部 准教授
梶原 苗美（かじわら なえみ）　元神戸女子大学健康福祉学部 教授
木村 雅浩（きむら まさひろ）　大阪樟蔭女子大学学芸学部 教授
小玉 智章（こだま ともあき）　長崎短期大学食物科 教授
竹原 良記（たけはら よしき）　岡山学院大学人間生活学部 教授
中島 久男（なかじま ひさお）　元日本大学短期大学部食物栄養学科 教授
林 あつみ（はやし あつみ）　東京家政大学家政学部 教授
堀田 久子（ほった ひさこ）　神戸女子大学家政学部 教授
前田 宜昭（まえだ よしあき）　東都医療大学管理栄養学部 教授
山本 孝史（やまもと たかし）　元長崎国際大学健康管理学部 教授

Nブックス 実験シリーズ
基礎栄養学実験

2009年（平成21年）4月20日　初版発行
2021年（令和3年）3月25日　第6刷発行

編著者	木　元　幸　一
	鈴　木　和　春
発行者	筑　紫　和　男
発行所	株式会社 建帛社 KENPAKUSHA

〒112-0011　東京都文京区千石4丁目2番15号
TEL (03) 3944-2611
FAX (03) 3946-4377
https://www.kenpakusha.co.jp/

ISBN 978-4-7679-0383-5　C3047
© 木元幸一，鈴木和春ほか，2009．
（定価はカバーに表示してあります）

文唱堂印刷／常川製本
Printed in Japan

本書の複製権・翻訳権・上映権・公衆送信権等は株式会社建帛社が保有します。
JCOPY〈出版者著作権管理機構 委託出版物〉
本書の無断複製は著作権法上での例外を除き禁じられています。複製される場合は，そのつど事前に，出版者著作権管理機構（TEL 03-5244-5088，FAX 03-5244-5089，e-mail : info@jcopy.or.jp）の許諾を得て下さい。